セラピストのための

機能解剖学的ストレッチング

Selective stretching

上肢

監修 林　典雄
運動器機能解剖学研究所 代表

編著 鵜飼建志
中部学院大学 看護リハビリテーション学部 理学療法学科 准教授

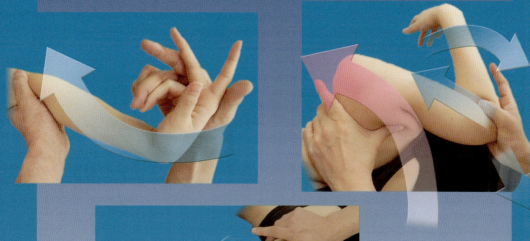

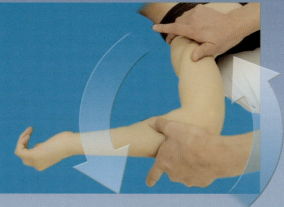

MEDICAL VIEW

**Selective Stretching to Functional Anatomy for Therapists
-Upper Extremity**
(ISBN 978-4-7583-1703-0 C3347)

Chief Editor: Norio Hayashi
Editor: Takeshi Ukai

2016. 10. 1　1st　ed

©MEDICAL VIEW, 2016
Printed and Bound in Japan

Medical View Co., Ltd.
2-30 Ichigayahonmuracho, Shinjyukuku, Tokyo, 162-0845, Japan
E-mail　ed@medicalview.co.jp

監修の序

　このたび，中部学院大学看護リハビリテーション学部理学療法学科准教授である鵜飼建志先生執筆による，『セラピストのための 機能解剖学的ストレッチング 上肢』が出版されることになりました．心よりお祝い申し上げるとともに，関係各位のご努力に感謝いたします．

　私が理学療法士として過ごしてきた多くの時間を，鵜飼先生とともに共有してきました．平成医療専門学院理学療法学科の教員としてお誘いしたのをきっかけとして，その後の吉田整形外科病院，中部学院大学と職場を共にしました．私の歴史の後ろには必ず鵜飼先生がいたことになります．本当に私の人生の中での，貴重な盟友の一人と言っても過言ではありません．

　鵜飼先生にとって私がどのような存在であったかは定かではないですが，患者や選手に対するプロとしての技術を提供するために，「常に精進し工夫する努力を怠らない姿勢を持ち続けること」，そしてその技術は，「解剖学，生理学，運動学（機能解剖学）で活字にできること」，を十分に理解していたからこそ，今回の出版に至ったのだと思います．本当におめでとうございます．

　鵜飼先生は，国立療養所東名古屋病院付属リハビリテーション学院理学療法学科の3学年後輩であり，整形外科リハビリテーション学会では，創成期より多大な尽力をいただき，現在も学会常任理事として活躍を続けておられます．その整形外科リハビリテーション学会創設25年の節目に，鵜飼先生より書籍が出版されるのも，何か運命めいたものを感じます．加えて，スポーツ障害に対する理学療法を専門として教鞭をとる傍ら，一流チームのサポートならびに後進の指導に時間を割く生き方は，理学療法士ならずとも参考にしていただきたいものです．

　今回出版される書籍は，骨格筋のストレッチングについて写真をふんだんに使いつつ，プロとしての技が随所にちりばめられています．自分自身で行うセルフストレッチングは，簡単で，わかりやすく，続けられることが基本原則となるでしょうが，理学療法士が行うストレッチングは，やはり理学療法士だからこそできる技術であるべきです．

　患者や選手は，そのプロの技を期待して，プロの技だからこそ得られる効果に対して対価を支払います．その技は多少複雑かもしれません．体得するのにある程度の練習が必要かもしれません．でも，その技を使いこなせる理学療法士になりたいのか，そうでないのかは，結局自分の仕事に対するプライド一つだと思います．ぜひ本書を有効に活用し，治療に対する自分の引き出しを一つ増やしてください．

　書籍を出版するということは，終わりではなく，新しい責任を背負ったうえで次の情報発信が求められます．今後の鵜飼先生のますますの活躍を祈念し筆をおきます．

2016年9月

運動器機能解剖学研究所 代表
林　典雄

序　文

　学生時代，勉強の嫌いだった私は，解剖学，生理学をはじめとする，膨大な量の医学を細かい所まで勉強する意味がわかりませんでした。勉強しなかったからその意味がわからなかったのかもしれません。

　ただ当時は，まだ理学療法の歴史も浅く，医学的知識を治療技術にどう活かすかが明確ではなかったように思います。勉強した事が何の役に立つのかわからず，勉強させられた事とはあまり関係のないような方法論（メソッド）ばかりが目立っていました。それを好んで学びたがる友人もいましたが，私は「こうやれば良くなる」のような，人の受け売りのメソッドだけを覚える気にはなりませんでした。

　人とのご縁で一般の総合病院からプロ野球チームのメディカルコーチ（トレーナー）になれた私は，チームのため・選手のため日々奮戦していましたが，最速で治すに足る十分な知識・技術に欠けていると感じていました。学生時代の不勉強がいまだに影響していると感じていたのです。

　そんな折，身近なところで活躍している，知識・技術を併せもつ若手リーダーの存在に気がつきました。それが私の理学療法士としての師であり本書監修もご担当いただいた林典雄先生です。解剖学，生理学，運動学といった理学療法士養成校で習う知識を元に，たちどころに可動域を変え，痛みを取る技術は，理屈を伴った神業でした。深い知識と技術の融合を初めて感じた私は，進んで勉強する気になりました。勉強しなければ治せない，勉強すれば治せるようになる，とわかったからです。

　一流のアスリートを診るにふさわしいセラピストになる決意をした私は，4年間在籍したチームに別れを告げ，林先生が所属する専門学校の教員となり，学生を教えながら基礎から勉強し直すことにしました。林先生の講義を教室の1番後ろで学生と一緒に受講する機会もいただきました。

　専門学校では林先生の実技講義のアシスタントも複数務めましたが，その中に本書技術の基となる「セレクティブストレッチング」がありました。約20年前の話です。解剖学と運動学さえわかれば効果が出せるストレッチングの実技は大変面白く感じました。それまでストレッチングは本に習ってその通りにやるものだと思っていました。しかしこの講義のアシスタントに入ったことにより，筋の走行さえ理解していればストレッチングの手技は自分で創作できるということに気がつきました。

　解剖学が頭に入るたびに技術が増していき，固定の仕方，持ち方などを工夫することで不快感が減り，伸び方も格段に上がるようになりました。林先生と私では体格が違うので，私にあったやり方も編み出すようになり，さらに独自のアレンジも加えるようになりました。この講義で徐々に技術が洗練されたことで，それまでの力任せの治療技術から，力を封印した優しいタッチの治療技術に手つきが変わってきました。

　しばらくして林先生からこの講義を引き継ぎました。講義形式を少し変え，まずは学生に考えさせるようにしました。自分がそうだったように，教えてもらうだけよりも，自分

でストレッチング法を創り出すほうが楽しいと感じたからです．この頃の学生は概ね向上心が高く，この講義スタイルを楽しみ，友人たちとディスカッションしながらいいストレッチング方法を見つけようと試行錯誤してくれました．外来講師になってからもこの講義はその専門学校で人気ナンバーワンを続けました．講演でストレッチングを取り扱う場合にも，自分で考えるスタイルを取り入れています．

　このストレッチング技術は，林先生が生み出し，私が育てたものに，歴代の学生や現役理学療法士のアイデアも少しずつ含まれた集大成といえます．

　本書の立ち位置は，メジカルビュー社刊行の『改訂第2版 運動療法のための機能解剖学的触診技術 上肢，下肢・体幹（林　典雄 著）』（以下，触診技術）と，『改訂第2版 関節機能解剖学に基づく 整形外科運動療法ナビゲーション 上肢・体幹，下肢（整形外科リハビリテーション学会 編）』（以下，ナビゲーション）の間に位置する，橋渡し的な書籍だと考えています．

　触診技術で用いる触診方法は収縮や伸張を利用しているので，本書のような応用をすれば治療として使えます．ナビゲーションで用いている治療は，患部保護などさまざまな制約のためにひと手間ふた手間が加わっていますが，本書ではその制約を除いた基本的な技術をシンプルに紹介しており，理解しやすくなっていると思います．

　本書は両書籍の隙間を埋めるべく，写真をふんだんに使い，詳細な技術を順を追って丁寧に説明しています．触診技術をどう治療に役立てるのか，ナビゲーションを読んでもなぜそのように治療するのかがわからなかった場合も，本書を読んでいただいた後ならきっと理解できるでしょう．もちろん両書籍の所有の有無にかかわらず，本書単独でも利用価値の高い本になっていると自負しています．ストレッチングのメソッドを真似るだけではなく，知識を技術に変換し，評価や治療技術を自分で創作する方法を本書から読み取っていただけたら幸いです．

　最後に，本書執筆の機会を作っていただきました整形外科医の加藤　明先生，半生にわたる恩師である林　典雄先生，いつも優しくご指導いただいている浅野昭裕先生，学生時代からの頼れる盟友である岸田敏嗣先生，整形外科リハビリテーション学会の仲間たち，トレーナーとしての師である亀掛川正範先生，スポーツ領域の理学療法士としての道を作っていただきました浦辺幸夫先生・小林寛和先生，本書の誌面作成にご尽力いただき，度重なる執筆の遅れにも完成まで忍耐強く励ましていただきましたメジカルビュー社の間宮卓治さん，写真撮影にご協力いただいた中村桃子さん・堀内奈緒美さん・山中咲陽子さん，そのほか書ききれませんがお世話になった多くの方々，患者さん，選手やスポーツ指導者の方々，教え子たちに深く感謝いたします．

　そして私の好き放題の人生を広い心で許容し，私と子供達の成長を支えてくれた妻陽子にもこの場を借りて深く感謝致します．

　そして本書を1年間の闘病の末，2016年1月16日に膵臓癌で他界した母宏子に捧げます．

2016年9月

中部学院大学
鵜飼建志

目次

第 I 章　概論

1. ストレッチングとは，概要 …………………… 2
2. 筋の運動学 …………………………………… 4
3. ストレッチングの運動学 …………………… 6
4. ストレッチングで期待できる効果 ………… 8
5. セレクティブストレッチングの基本的な考え方
   ―多関節筋と単関節筋の分け方 ………… 9
6. セレクティブストレッチングの手順 ……… 10
7. ストレッチングでの把持の仕方
   ―握らないことの重要性 ………………… 12
8. セレクティブストレッチングの臨床応用例 … 13
9. セレクティブストレッチングの応用 ……… 14
10. 本書の理想的な利用の仕方 ……………… 16
11. 本書ストレッチング写真上の矢印・囲みの
    表記ルールについて ……………………… 16

第 II 章　ストレッチングの実際

1　肩甲胸郭関節の筋

僧帽筋上部線維 ………………………………… 18
僧帽筋中部線維 ………………………………… 22
僧帽筋下部線維 ………………………………… 27
大・小菱形筋 …………………………………… 31
肩甲挙筋 ………………………………………… 39
小胸筋 …………………………………………… 44
前鋸筋 …………………………………………… 48

2　肩甲上腕関節の筋

三角筋前部線維 ………………………………… 59
三角筋中部線維 ………………………………… 63
三角筋後部線維 ………………………………… 67
大胸筋鎖骨部線維 ……………………………… 72
大胸筋胸肋部線維 ……………………………… 77
大胸筋腹部線維 ………………………………… 82
棘上筋 …………………………………………… 86
棘下筋 …………………………………………… 94
大円筋 …………………………………………… 101

肩甲下筋…………………………………………105
　　小円筋……………………………………………112
　　広背筋……………………………………………116

3 肘関節の筋

　　烏口腕筋…………………………………………122
　　上腕二頭筋長頭…………………………………126
　　上腕二頭筋短頭…………………………………131
　　上腕筋……………………………………………136
　　腕橈骨筋…………………………………………139
　　上腕三頭筋長頭…………………………………142
　　上腕三頭筋外側頭・内側頭……………………147
　　円回内筋…………………………………………153

4 手関節および手指の筋

　　長掌筋……………………………………………158
　　橈側手根屈筋……………………………………162
　　尺側手根屈筋……………………………………167
　　長橈側手根伸筋…………………………………171
　　短橈側手根伸筋…………………………………175
　　尺側手根伸筋……………………………………179
　　総指伸筋…………………………………………184
　　示指伸筋…………………………………………189
　　小指伸筋…………………………………………193
　　長母指伸筋………………………………………196
　　短母指伸筋………………………………………200
　　長母指外転筋……………………………………204
　　浅指屈筋…………………………………………207
　　深指屈筋…………………………………………211
　　長母指屈筋………………………………………214
　　短母指屈筋………………………………………217
　　短母指外転筋……………………………………220
　　母指内転筋………………………………………223
　　母指対立筋………………………………………226
　　小指外転筋………………………………………229
　　短小指屈筋………………………………………232
　　小指対立筋………………………………………235
　　虫様筋，背側骨間筋，掌側骨間筋……………238

上肢筋の起始・停止一覧……………………………243
索引……………………………………………………244

第 I 章 概論

1 ストレッチングとは，概要

ストレッチング（stretching）とは「伸ばすこと」である。語源的にはstern-, strat-から来ており，もともとは「広げる」といった意味合いになる。通常ストレッチングといえば，筋を伸ばすことをさす。スポーツにおけるウォーミングアップやクーリングダウンの一環，医療における治療手技としても用いられている。

● ストレッチングの歴史と種類

ストレッチングの歴史は意外にも浅く，1960年代にアメリカで科学論文として発表され，1975年にボブ・アンダーソンが『ストレッチング』を出版し，それまでの反動を用いた準備運動に比べ安全で効果的に柔軟性を改善することから世界中に広まった。その後，このストレッチング方法は日本でも徐々に広まり，書籍も1981年に翻訳され，ラジオ体操などの反動を使った準備運動に代わって広く用いられるようになった。

従来の反動を用いたストレッチングはバリスティックストレッチング（ballistic stretching）とよばれる。ballisticは語源的にはball（踊る，投げる）から来ており，弾むようなイメージである。それに対し，ボブ・アンダーソンのストレッチングはスタティックストレッチング（static stretching）とよばれている。staticとは静的な，静止の，といった意味であり，じっとしているイメージである。

またstaticの反対語であるdynamicは動的という意味である。動かしながらストレッチングをするダイナミックストレッチング（dynamic stretching）は，バリスティックストレッチングと区別しにくい。山口[1]は重力を利用した反動を使うストレッチングをバリスティックストレッチング，重力に抗するように動かすストレッチングをダイナミックストレッチングとしている。ダイナミックストレッチングはその安全性と有効性で近年広く普及してきている。スタティックストレッチングがスポーツパフォーマンスを下げるのに対し，ダイナミックストレッチングは柔軟性を向上させても筋力は低下させない（表1）という複数の研究結果がある。こういった研究は1998年より出始め，その後多くの研究でスタティックストレッチングによる筋力（特に爆発的筋力）の有意な低下が確認されており，勉強熱心な指導者のいる一般のスポーツ現場にもその事実は知られてきている。そのためスポーツ現場ではダイナミックストレッチングが好んで使われるようになってきている。

表1 スタティックストレッチングとダイナミックストレッチングの長所と短所

	長所	短所
スタティックストレッチング	・三次元的に伸張可能である ・疼痛軽減・消失可能である ・可動域改善に有効である ・筋長増大が可能である	・実施直後では筋力（特に爆発的筋力）が低下する ・競技参加までに時間がかかる
ダイナミックストレッチング	・可動域を改善するが，筋力は低下させない ・短時間で競技参加を可能にする	・三次元的な伸張は困難である ・筋長増大による長期的効果は得られにくい

ただし，これらの研究は，一つの筋に対するスタティックストレッチングの時間が数分に及ぶなど長過ぎること，ストレッチング直後にパフォーマンステストを行っていることなど，実際のスポーツ場面にはそぐわない設定で行われている。通常，スポーツ現場では，ストレッチングを行った後，ある程度のウォーミングアップをしてから競技に入る。その状況を設定した研究[2]では，スタティックストレッチングをしたときのほうがパフォーマンスが向上していることが確認されている。

筆者は，近年いわれているようなネガティブな結果は研究設定上の範囲内でのものに過ぎず，これまでのスポーツ現場で行われてきた方法においては問題ないと考えている。また正確なスタティックストレッチングは臨床経験上，筋由来の疼痛を軽減・消失させるうえで非常に高い効果がある。筋由来の疼痛を有する場合のパフォーマンスにおいて，スタティックストレッチングはむしろパフォーマンスを向上させる可能性があると考えている（これについては今後検証が必要である）。逆にダイナミックストレッチングでは解剖学的に正しい三次元的な伸張はまず不可能だという欠点がある。そのため拮抗筋抑制などにより筋緊張の短期的な軽減は図れても，ストレッチングの最終的な目標である筋長増大を図るという長期的な効果を得ることは困難であると思われる。

このようにスタティックストレッチングとダイナミックストレッチングは状況に応じ，両者の長所を有効に活用して使い分けることが大切である。

■引用文献
1) 山口太一：ストレッチングの研究を語る－ダイナミックストレッチングとスタティックストレッチングの用い方. Sports Medicine 151：4-21, 2013.
2) 山本利春：目的に合ったストレッチングの方法を求めて－長年の研究，実践とともに. Sports Medicine 137：2-11, 2012.

2 筋の運動学

● 前額面（内転・外転）

図1に示す軸（●）は矢状・水平軸である（わかりやすくするため以後は内転・外転軸と表記する）。

一般にそれぞれの関節の内転・外転軸の外側，もしくは上方を通る筋（——）は外転作用をもつ（図1b）。内転・外転軸の内側もしくは下方を通る筋（——）は内転作用をもつ（図1c）。

● 矢状面（屈曲・伸展）

図2に示す軸（●）は前額・水平軸である（わかりやすくするため以後は屈曲・伸展軸と表記する）。

屈曲・伸展軸の前方または上方を通る筋（——）は屈曲作用をもつ（図2a）。屈曲・伸展軸の後方または下方を通る筋（——）は伸展作用をもつ（図2c）。

図1　筋の内転・外転（前額面）

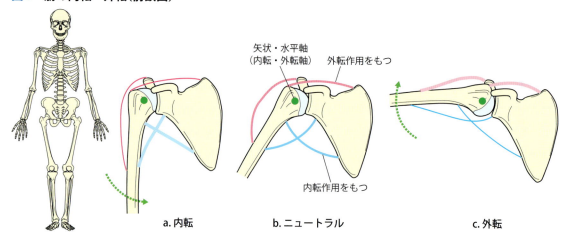

a. 内転　　b. ニュートラル　　c. 外転

図2　筋の屈曲・伸展（矢状面）

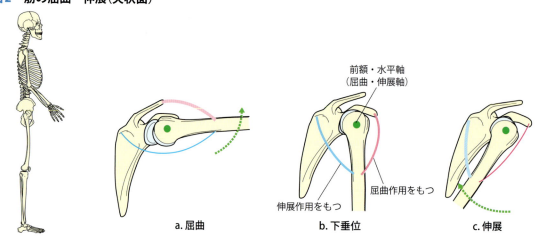

a. 屈曲　　b. 下垂位　　c. 伸展

ただし例外もあり，膝においては屈曲・伸展軸の前方を通る筋が伸展作用，後方を通る筋が屈曲作用となる．原則的には，可動域が大きいほうが屈曲作用，可動域が小さいほうが伸展作用というルールがある．通常は前方挙上が大きいため屈曲作用となり，後方挙上が小さいため伸展作用となることが多いが，膝はその逆となるため作用も逆となる．

● 水平面（内旋・外旋）

図3に示す軸（●）は垂直軸である（わかりやすくするため以後は内旋・外旋軸と表記する）．

内旋・外旋軸の前方を通る筋（──）は内旋作用をもつ（図3b）．内旋・外旋軸の後方を通る筋（──）は外旋作用をもつ（図3c）．

一般に水平面から見た際，起始が内側，停止は外側にあることが多いため上記のような作用となる．例外として，縫工筋のように，起始が外側，停止が内側となるような筋の場合は，前方に位置するが作用は外旋となる．

図3 筋の内旋・外旋（水平面）

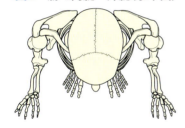
a. 内旋

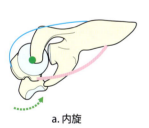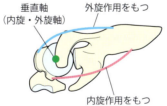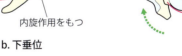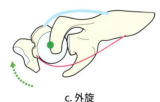

b. 下垂位

c. 外旋

3 ストレッチングの運動学

● 前額面（内転・外転）

図4に示す軸（●）は矢状・水平軸である（わかりやすくするため以後は内転・外転軸と表記する）。

内転・外転軸の外側もしくは上方を通る筋（──）は内転操作でストレッチングが可能となる。また，内転・外転軸の内側もしくは下方を通る筋（──）は外転操作でストレッチングが可能となる。

● 矢状面（屈曲・伸展）

図5に示す軸（●）は前額・水平軸である（わかりやすくするため以後は屈曲・伸展軸と表記する）。

ストレッチングをするときは，屈曲・伸展軸の前方を通る筋（──）は伸展操作でストレッチングが可能となる。また，屈曲・伸展軸の後方を通る筋（──）は屈曲操作でストレッチングが可能となる。

ただし例外もあり，膝においては屈曲・伸展軸の前方を通る筋は屈曲操作，後方を通る筋は伸展操作でストレッチングが可能となる。

図4　内転・外転操作によるストレッチング（前額面）

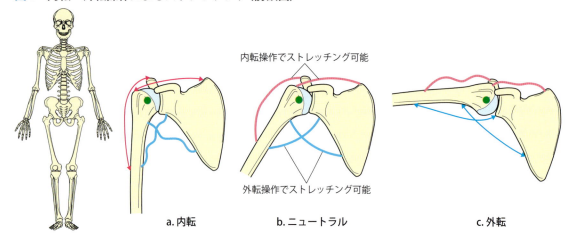

a. 内転　　b. ニュートラル　　c. 外転

図5　屈曲・伸展操作によるストレッチング（矢状面）

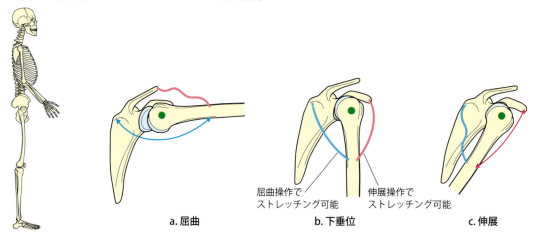

a. 屈曲　　b. 下垂位　　c. 伸展

● 水平面（内旋・外旋）

図6に示す軸（●）は垂直軸である（わかりやすくするため以後は内旋・外旋軸と表記する）。ストレッチングをするときは，内旋・外旋軸の前方を通る筋（──）は外旋操作でストレッチングが可能となる。また，内旋・外旋軸の後方を通る筋（──）は内旋操作でストレッチングが可能となる。

ただし例外もあり，たとえば縫工筋は内旋・外旋軸の前方を通るが内旋操作で伸張する。

● 三平面の統合

ストレッチングをするときは，上記の三平面での軸と走行の関係を組み合わせて考えることになる。筋の収縮作用の反対方向が伸張方向ではあるが，一般解剖学書では作用と捉えられていない程度のものも考慮してストレッチングしないと，十分な伸張感が得られない場合が多い。そのため，極力すべての運動面で考えて実施すべきである（たとえば，上腕二頭筋の長頭は肩の回旋作用についていわれることはほとんどないが，ストレッチングでは肩の回旋にも考慮して実施する。p.126参照）。

三平面を統合する際に気をつけることは「それぞれの程度」である。最も大切なことは，ただ単にそれらの動きを組み合わせるだけでなく，三次元的に最も効率良く起始と停止を遠ざけることである。たとえば，ある面での動きを強調しすぎたため他の面の動きが制限され伸びない，などのように，すべての面で可動域限界まで操作すればいいというものではない（屈曲をしすぎたため，内旋や外転が入りづらくなり十分伸びない，といった場合）。

本来であれば三平面上の動きを角度まで規定して指示するべきかもしれないが，細かい設定まですることはかなり難しいうえに，対象者によって状況が異なるために規定することは困難である。したがって本書の写真上でおおよその方向を確認して，あとは各自微調整をして最も伸びる肢位・方向を確認していただきたい。なお，微調整の際には，エンドフィール（最終域での伸張感），視覚上の伸張感，触診での伸張感，対象者の伸張感などを参考にして，方向を規定するとよい。

図6　内旋・外旋操作によるストレッチング（水平面）

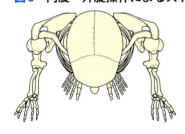
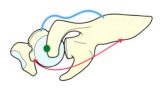

a. 内旋　　b. 下垂位　　c. 外旋

内旋操作でストレッチング可能

外旋操作でストレッチング可能

4 ストレッチングで期待できる効果

● ストレッチングによる可動域改善の効果

　ストレッチングをすることで，対象となる筋はIb抑制によってリラクセーションされる。筋をゆっくりストレッチングすると，筋の伸張とともに筋腱移行部にも物理的な伸張刺激が加わる。筋腱移行部にあるゴルジ腱器官に伸張刺激が加わると，その情報はIbの求心性線維にて上行し，後根より脊髄に入る。脊髄内で抑制性ニューロンを経て，その抑制情報が脊髄前角にてα運動ニューロンにシナプス伝達される。α運動ニューロンが抑制されるため，伸張された筋は生理的な緊張が低下しリラックスする（図7）。

● 等尺性収縮による可動域改善の効果

　臨床的によく用いられている等尺性収縮でのリラクセーションも紹介する。等尺性収縮は効果的にIb抑制をかけることが可能である。等尺性収縮では，起始・停止間の距離や腱実質での長さは変わらない。ただし筋腹部分は収縮し短くなっている。ではどこが伸張しているのかといえば，筋腱移行部である。筋腱移行部には前述の通り，伸張刺激に反応する受容器であるゴルジ腱器官が存在するため，ストレッチング同様のメカニズムでIb抑制がかかる（図8）。

図7　ストレッチングによるIb抑制

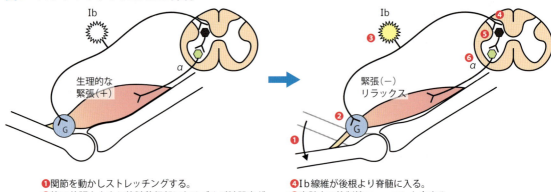

❶関節を動かしストレッチングする。
❷筋の伸張とともに筋腱移行部にあるゴルジ腱器官が伸張される。
❸Ib線維にて求心性に情報が伝達される。
❹Ib線維が後根より脊髄に入る。
❺脊髄内で抑制性ニューロンと介する。
❻抑制性ニューロンがα運動ニューロンを抑制する。
❼筋が弛緩しリラックスする。

図8　等尺性収縮によるIb抑制

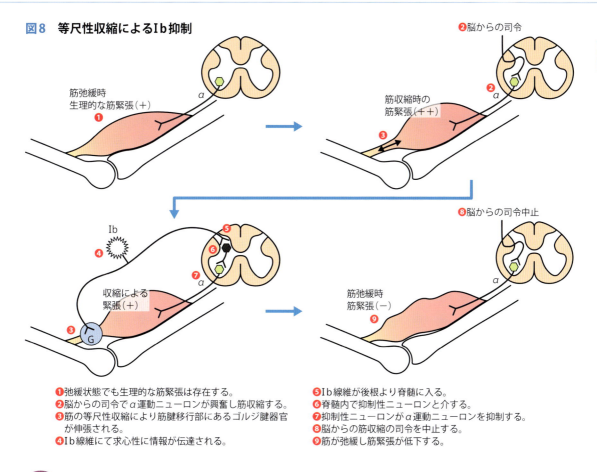

❶弛緩状態でも生理的な筋緊張は存在する。
❷脳からの司令でα運動ニューロンが興奮し筋収縮する。
❸筋の等尺性収縮により筋腱移行部にあるゴルジ腱器官が伸張される。
❹Ib線維にて求心性に情報が伝達される。
❺Ib線維が後根より脊髄に入る。
❻脊髄内で抑制性ニューロンと介する。
❼抑制性ニューロンがα運動ニューロンを抑制する。
❽脳からの筋収縮の司令を中止する。
❾筋が弛緩し筋緊張が低下する。

5 セレクティブストレッチングの基本的な考え方
—多関節筋と単関節筋の分け方

　　セレクティブストレッチングは筋の起始・停止を三次元的に遠ざけることで、筋を効果的に伸ばす手技である。筋群でストレッチングするのではなく、選択的に1つの筋だけストレッチングすることがコンセプトにある。そのため、同じ作用をもつ筋同士の場合であっても、その他の作用を利用したり作用ごとの比率を変えながら、極力単独でストレッチングすることになる。

　　同じ作用をもつ筋の一方が多関節筋（──）でもう一方が単関節筋（──）の場合、それぞれを選択して行う方法は簡単である。多関節筋を伸張したい場合は、すべての関節で伸張操作を行えば、単関節筋が伸びていない段階で多関節筋は伸張される（図9）。

　　その手順として、まずは同じ作用をもつ関節にて伸張操作する。この時点で単関節筋が伸張されすぎるようであれば、少し関節操作の角度を減らす。次いで、別の関節で伸張操作を加え十分に伸張する。たとえば上腕三頭筋長頭（二関節筋）と上腕三頭筋内側頭（単関節筋）であれば、共通の作用をもつ肘関節の屈曲操作をまずは行う。次いで肩関節を屈曲操作し上腕三頭筋長頭を伸張する。

　　上腕三頭筋内側頭を選択的に伸張したいときは、肩関節を伸展位とし上腕三頭筋長頭を緩めておいて、次いで肘関節を屈曲して上腕三頭筋内側頭を伸張する。正常であればこれでは十分な伸張感が得られないため、徒手的にリフティング操作を加えておいてから肘関節の屈曲操作で伸張する。

　　上腕三頭筋のストレッチングについては、本書p.142も参照されたい。

図9 多関節筋と単関節筋の分け方

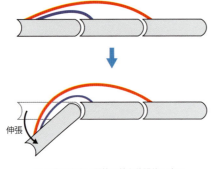
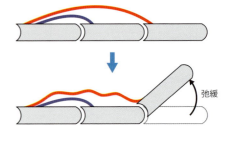

同じ作用をもつ関節以外を伸張位にする。　　　　同じ作用をもつ関節以外を弛緩位にする。

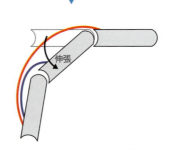
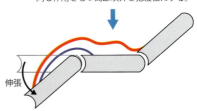

同じ作用をもつ関節を伸張位にし多関節筋を伸張する。単関節筋はまだ伸張していない。

多関節筋を弛緩させてから単関節筋を伸張する。

a. 多関節筋を伸張する場合　　　　**b. 単関節筋を伸張する場合**

6 セレクティブストレッチングの手順

①伸ばしたい筋の起始・停止を確認する

まずはストレッチングする筋を選択したら，その筋の起始・停止を本書で確認する。セレクティブストレッチングでは起始と停止を三次元的に遠ざけることが大切であるため，起始と停止が不明瞭なままストレッチングを開始してはならない。

②その筋の立体的，三次元的走行を確認する

本書で確認した各運動面（前額面・矢状面・水平面）からの二次元的な筋の走行を，対象者の身体で立体的，三次元的に統合し，走行を確認する。

③各運動面における関節軸と筋の走行の位置関係を考え，伸張操作のイメージを作る

各運動面における運動軸（内転・外転軸，屈曲・伸展軸，内旋・外旋軸など）と筋の走行との位置関係を見極め，最も効率よく遠ざけることができる方向を考え伸張操作のイメージを作る。

④起始側・停止側のどちらを固定操作し，どちらを伸張操作するかを決める

伸張させる方向のイメージができたら，起始側・停止側のどちらを固定操作し，どちらで伸張操作するかを決める。ルールはないが，基本的には起始側を固定し，停止側で伸張操作することが多い。

⑤固定側は，しっかりと固定する

固定が緩むと伸張されないので，固定側はしっかりと固定する。伸張操作をしていると固定操作への意識が疎かになり，いつのまにか固定が緩んできてしまうので注意が必要である。

筆者の経験上，講習会などで実技指導をしていると，伸張方向は正しくても固定が緩んでしまい，うまくストレッチングできていないことがよくある。その場合でも正しく固定をすれば伸張感が得られる。したがって伸張操作と同じくらい固定操作にも気をつけて行う必要がある。

⑥伸張操作する際，関節部に負担がかからないように注意する

障害の予防や治療のためのストレッチングで関節に負担をかけてしまっていれば本末転倒である。関節を潰すストレスを与えるのではなく，凹凸の法則を考慮し，適切な筋の伸張刺激を与えることができるように実施する（図10）。

⑦伸張操作の際は伸張方向を微調整する

三次元的に正しいと思われる方向に伸張操作する。対象者の自覚的な伸張感を確認し，視覚的な伸張感，触診上の伸張感，エンドフィールなどと併せて，伸張方向を微調整し，最も効果的な伸張方向を見つける。

⑧ストレッチングの程度は痛みなく，心地よい強さで行う

セレクティブストレッチングの伸張程度は痛みがなく，心地よい強さで行うようにする。ただし患者（スポーツ選手）に行う前に事前練習するときは，本当に伸張感が得られるくらい正しく伸張されているかどうかを試すため，対象者が伸張痛を訴えるくらいまで行ってもよい。ただしやりすぎには注意する。

⑨伸張時間は30秒を目安とする。もしくは伸張効果が得られる範囲で行う

伸張時間は30秒間前後で行うのが一般的であるが，筆者は短時間（2秒程度）の間欠的なセレクティブストレッチングを繰り返し，リラクセーション効果が得られる（やるごとに伸張度が増していく）うちは継続し，効果が得られなくなったらその時点で終了するようにしている。

図10　正しい関節操作

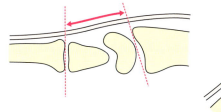
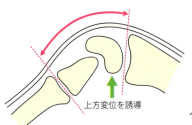
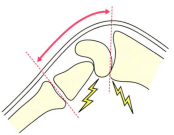

a. 伸張前　　　　　　　b. 凹凸の法則を考えた正しい伸張　　　c. 凹凸の法則を考慮していない伸張

伸張前（a）に比べ，正しい伸張後（b）は大きく伸張され関節への負担も少ない。ただし，凹凸の法則を考慮していない伸張（c）を行うと，一見，違いはわかりにくいにも関わらず，関節の圧縮ストレスによる負担が大きいうえに，伸張距離はやや軽減し，腱の折れ曲がりも大きくなりやすい。そのため，十分な伸張感が得られないまま，疼痛だけが起こる可能性が高い。

7 ストレッチングでの把持の仕方 —握らないことの重要性

　持ち方は伸張操作するときも固定するときも，技術的にとても重要である。技術が未熟なうちは，深指屈筋握り（図11a）となってしまいやすい。虫様筋握り（図11b）が一般的に有名であるが，筆者は必要に応じ，浅指屈筋握り（図11c）も使用する。

　大切なのは，対象者の「骨（コツ）を掴む」ことである。軟部組織を介しながらも対象者の骨を操作できるよう，しっかり自分の手を相手の形態に密着させ，手の中で骨が滑ったりブレたりしないようにする必要がある。

　把持の際，深指屈筋を使用すると，MP関節・PIP関節・DIP関節すべてが屈曲位となる（図11a）。それにより，指の先端での圧が高まるため対象者にとっては痛いうえに，把持した部位の形態と合っていないために隙間を生じ，骨が深部で動いてしまう。それをさらに止めようとして強く握ると，さらに指の先端の圧が高まり，痛み・隙間ができるという悪循環となる。

　そのため，まずは虫様筋などの手内筋で持つようにする（MP関節屈曲，PIP・DIP関節伸展位）（図11b）。形態を合わせるために必要に応じPIP関節も屈曲位となる浅指屈筋を用いることもある（図11c）。講習会などでは，しっかり操作するためには強く握るというイメージをもつ受講者が多く見られるが，形態に合わせて包み込むように手を形作り，操作の際にはその形を壊さないように維持するだけの力を用いるとよい。ちょうどボルトを回すときのスパナが強く握らず，形だけを合わせるのと同じである（図11d）。形さえフィットすれば，痛みなく，しっかりとした操作が可能となる。

　深指屈筋を使用しないで把持するためには，示指もしくは小指を総指伸筋を用いて伸展位にすることで抑制する（図11c）。示指と小指は固有伸筋もあるため完全伸展位を取りやすい。深指屈筋は各指での分化が不十分なため，指一本立てておくと，相反抑制により働きにくくなる。筆者は示指や小指を立てることで，深指屈筋を使いづらくして把持するようにしている。

図11　ストレッチングでの把持

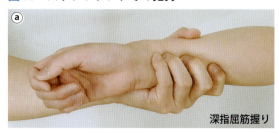
深指屈筋握り

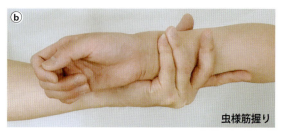
虫様筋握り

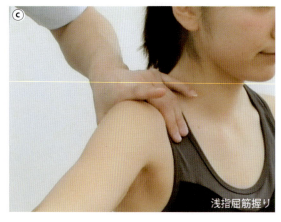
浅指屈筋握り

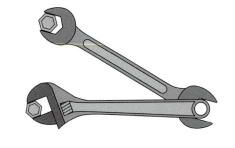

8 セレクティブストレッチングの臨床応用例

● ストレスの掛かりやすい部位

　運動器疾患における筋由来の疼痛は，筋や腱の骨付着部や筋腱移行部など組織の硬度変化が大きい部位に物理的なストレスが集中しやすく，疼痛が発生しやすい。筋や腱の付着部での障害がenthesis障害であり，筋腱移行部での障害が肉離れである。これらの障害により，筋攣縮（筋スパズム）が引き起こされるため，さらに障害部への伸張ストレスが増すとともに痛みが引き起こされる悪循環が発生する。

● ストレッチングは患部に負担をかける

　通常，これら筋攣縮による筋緊張を軽減するためストレッチングを実施するが，それによる伸張刺激が疼痛発生部位へのさらなるストレスとなってしまう。したがって教科書的には「患部への負担がない範囲で行う」という注釈が付くが，どう工夫しても効果がないか，障害部への力学的な負担を増すだけである。

　セレクティブストレッチングは筋の起始・停止を三次元的に遠ざけることで，筋を効果的に伸ばす手技である。そのため，運動器疾患における筋由来の疼痛を有する者に，普通にセレクティブストレッチングを行うことは，通常のストレッチングよりもさらに効率よく障害部への伸張ストレスをかけてしまうことになり悪化させる可能性がある。そのため，患部への負担が少ない方法でストレッチングを実施する必要がある。

● 安全なセレクティブストレッチングの方法

　そこで筆者らが行っている方法は，障害部に負担をかけずに十分なストレッチングを行う，臨床的なストレッチングである。障害部に対し伸張ストレスが加わらないように，徒手的に障害部を緩めながらセレクティブストレッチングを行う。この方法では，対象となる筋の障害部には伸張刺激が加わらないか，むしろ緩んだ状態であり，それ以外の部位には十分な伸張刺激が加わることになる。たとえば肉離れをしている筋に対しては，その部位を徒手的に緩めておき，それ以外の部位をセレクティブストレッチングの方向へ伸張操作する。それにより障害部への伸張ストレスがない中で，セレクティブストレッチングのⅠb抑制効果を図ることが可能となり，筋緊張が低下し，障害部への伸張ストレスが減るため，疼痛も軽減し悪循環が消失する。これにより修復機転が働きやすくなり，障害部の症状が消失していく。

9 セレクティブストレッチングの応用

本書はストレッチングをテーマとしているが、ストレッチング技術を伝えることだけが目的ではない。ストレッチング習得のために必要となる解剖学・運動学の知識、効果的なストレッチングをするための技術は、ストレッチング以外の治療技術に応用できる。

ストレッチングは筋の起始と停止を三次元的に遠ざけようとする技術である。逆に、筋の起始と停止を三次元的に近づけるよう働かせれば筋収縮となる。

正確な筋収縮を用いることで、相反抑制により拮抗筋を抑制することが可能となる。また反回抑制（図12）による反復収縮を利用したリラクセーションをするなら、一旦ストレッチング肢位に他動的に操作しておいてから、正しい方向に自動的に収縮させるとより効果的である。正確な筋収縮は筋・腱を効率よく滑走させるため、筋・腱の癒着予防、滑走改善にも役立つ。小円筋や中間広筋などの関節包・靱帯・骨間膜などに付着している筋の収縮は、関節包・靱帯・骨間膜由来の拘縮予防にも役に立つ。

また特定の筋線維群における筋活動の活性化をねらいたければ、その線維を伸張位から抵抗を用いて収縮をさせれば、徒手抵抗での筋力トレーニングが可能となる。同様な方法で、特定の筋線維群の収縮時痛をチェックしたい場合も抵抗量を増していくことで可能である。

筋以外の軟部組織である関節包や靱帯を伸張する治療手技やストレステストでも、筋のストレッチング同様にその組織の起始と停止を三次元的に遠ざければ可能である（表3）。

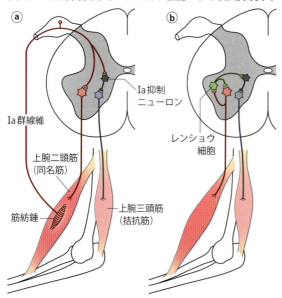

図12 相反抑制（a）とレンショウ細胞による反回抑制（b）

（本間研一ほか：標準生理学（小澤瀞司ほか監）, 第8版, p.318, 医学書院, 2014.より引用）

表3 セレクティブストレッチングの応用（まとめ）

正しい筋収縮で得られる効果	1. 相反抑制による拮抗筋の抑制 2. 反回抑制によるリラクセーション効果 3. 筋・腱の癒着予防, 滑走改善 4. 関節包・靱帯・骨間膜由来の拘縮予防
抵抗下での筋収縮で得られる効果	1. 特定の筋線維群における筋活動の活性化 2. 特定の筋線維群の収縮時痛のチェック
筋以外に対する伸張技術の応用	1. 関節包や靱帯を伸張する治療手技 2. 関節包や靱帯に対する伸張ストレステスト

言葉にすれば簡単で当たり前のことであるが，大切なことはストレッチングや筋収縮の正しい方向を知ることであり，思った通りに実施できるだけの技術をもつことである．技術的に正しくできなければ知識など絵に描いた餅に過ぎない．対象者(スポーツ選手)に正しく実施できて初めて価値のあるものとなる．ストレッチング手技の応用は，運動器疾患に対する評価，治療においてとても大切であり，患者を治すうえで必要不可欠である(図13)．

図13　セレクティブストレッチングの応用

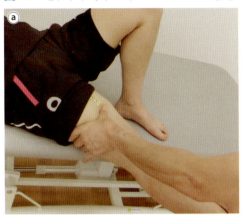
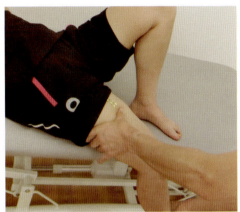

a：大腿直筋の肉離れ患者への大腿直筋に対するストレッチング例である．肉離れ部位への負担軽減のため，左手での膝屈曲による伸張操作に合わせ，右手で肉離れ部位を緩ませるように遠位から筋腹を寄せて，伸張刺激をブロックしている．正しく大腿直筋の筋腹を捉え近位へ寄せる操作ができれば，肉離れ部位への余分な伸張ストレスをブロックし，徒手的な圧迫部より遠位の大腿直筋筋腹に伸張刺激を加えることが可能である．

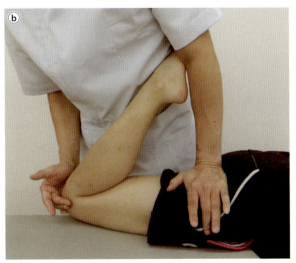
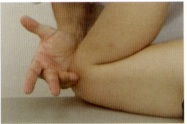
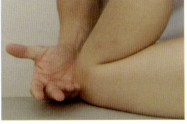

b：オスグッド・シュラッター病患者への大腿直筋に対するストレッチング例である．脛骨粗面への負担軽減のため，膝屈曲での伸張操作に合わせ，もう一方の手で膝蓋骨を遠位に引き下げている(脛骨粗面に寄せている)．正しく膝蓋骨操作ができれば，膝蓋靱帯や脛骨粗面に余分な伸張ストレスをかけずに，大腿直筋の筋腹への伸張刺激を加えることが可能である．

10 本書の理想的な利用の仕方

本書の最もよい利用の仕方は，本書が示すストレッチングの基本的な手順を参考に，各自がまず一度自分でストレッチング方法を創り出すことである。その後，本書の方法と比較してから良い点を融合し，各自に最も合ったいい方法を創造してほしい。セレクティブストレッチングはクリエイティブなストレッチングでもある。

本書はストレッチングの方法を細かな技術レベルまで伝えることに特徴があるが，すべての筋を網羅できているわけではない。また，対象者の体格，セラピストの体格や体力，可動域はさまざまであるため，すべての状況に適した方法は規定できない。そのため，ただ単に方法論を真似るのではなく，ストレッチングのコンセプトを知り，自分でストレッチング方法を考案できるようにすることが最も重要である。

自分でストレッチング方法を考案することで，解剖学，運動学的な知識の確認，考察力の確認，操作方法の確認などができ，技術的な能力が十分備わっているかどうかを各自が確認できる。実際に対象者に実施し，フィードバックをもらうことで，より良いストレッチング方法の考案に繋がる。ただし，まずはセラピスト同士で行うなど，事前に完成度を高めてから対象者(スポーツ選手)に実施するようにしたい。

11 本書ストレッチング写真上の矢印・囲みの表記ルールについて

以降に記載しているストレッチング各論では，以下のルールに基づき矢印などを色分けしている。

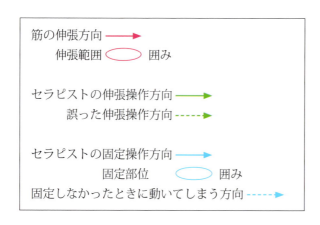

第Ⅱ章 ストレッチングの実際

1. 肩甲胸郭関節の筋
2. 肩甲上腕関節の筋
3. 肘関節の筋
4. 手関節および手指の筋

僧帽筋上部線維 upper fiber of trapezius muscle

1 肩甲胸郭関節の筋 1

起　始	後頭骨上項線, 外後頭隆起, 項靱帯	支配神経	副神経・頸神経
停　止	鎖骨外側1/3後縁	髄節レベル	C2～C4

■ テクニカルヒント

筋の走行・機能	■ 頸部の側方を通る	▶	頭部・頸部の同側への側屈作用をもつ
	■ 頸部の後方を走行する	▶	頸部の伸展作用をもつ
	■ 上項線, 外後頭隆起, 項靱帯より起始している	▶	頭部・頸部の反対側回旋作用をもつ
	■ 肩鎖関節を介し肩甲骨重心の上外側を内上方に引く	▶	肩甲骨の上方回旋・内転・挙上作用をもつ
固定操作ポイント	■ 頸部操作での伸張はリスクを伴う	▶	頭部・頸部の方を伸張位まで操作したら固定する
	■ 頭部・頸部の反対側への側屈・屈曲・同側への回旋である程度伸張させてから固定	▶	頭部・頸部の操作で肩甲帯が引かれて来れば伸張している
伸張操作ポイント	■ 頭部・頸部をしっかり固定したあとで肩甲帯の操作をする	▶	固定を緩ませずに肩甲帯で伸張操作することが重要
	■ 肩甲帯の操作は停止部である鎖骨外側1/3が外下方に下制するように行う		

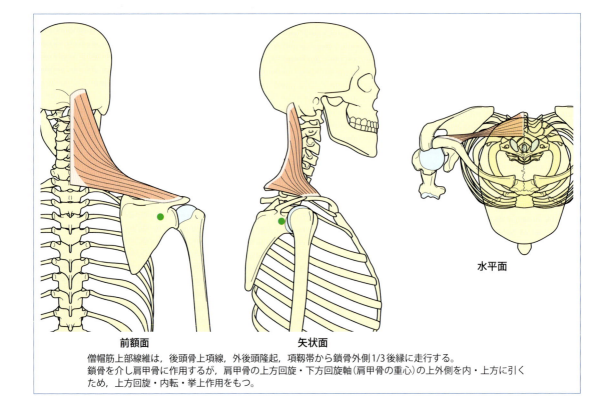

前額面　　　　　　　　矢状面　　　　　　水平面

僧帽筋上部線維は, 後頭骨上項線, 外後頭隆起, 項靱帯から鎖骨外側1/3後縁に走行する。鎖骨を介し肩甲骨に作用するが, 肩甲骨の上方回旋・下方回旋軸(肩甲骨の重心)の上外側を内・上方に引くため, 上方回旋・内転・挙上作用をもつ。

図1-1　僧帽筋上部線維のストレッチング-全体像(1)

対象者の頸部を，屈曲・反対側側屈・同側回旋し，伸張感の得られる位置を見つけたらセラピストの側胸部で固定する。セラピストは右手で対象者の右鎖骨を外側下方に操作し，肩甲帯を外転・下制（肩甲骨の下方回旋）し伸張する。

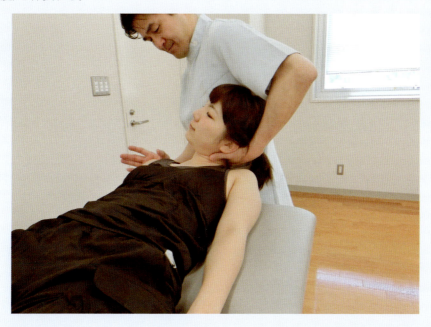

図1-2　僧帽筋上部線維のストレッチング-全体像(2)

対象者はリラックスしてストレッチングを受ける。緊張し力が抜けていない場合は胸鎖乳突筋の筋収縮が確認できるので，声掛けや軽い揺すりを用い，リラックスが得られたら頸部操作を開始する。
なお，対象者の上肢は肩甲帯の外転・下制（・肩甲骨の下方回旋）をしやすいように下垂位とする。

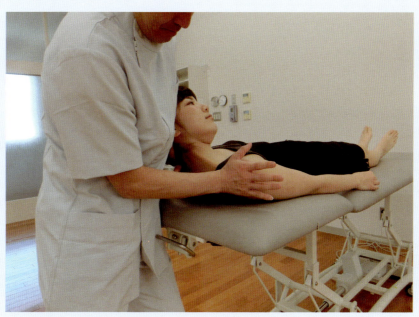

図1-3　僧帽筋上部線維の固定操作-手順（頸部操作）

下記のように屈曲（①②）・反対側側屈（③④）・同側回旋（⑤⑥）の操作手順で行っていくが，最終的に頸部に引かれて肩甲帯が付いてくるようになると，上部線維が伸張されてきていると判断する。効率よく肩甲帯が頸部に引かれる程度を観察しながら行う。

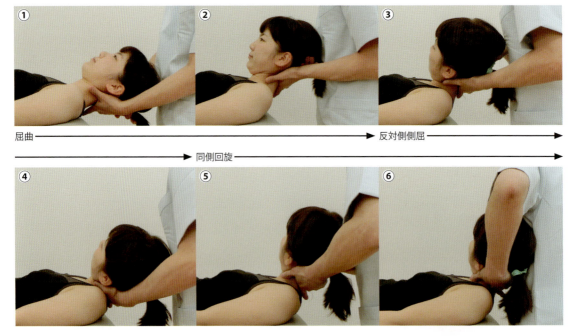

図1-4　僧帽筋上部線維の固定操作(1)

セラピストは両手で対象者の頸部操作を行い，僧帽筋上部線維がある程度伸張される位置を探す（図1-3）。
セラピストの左手主導で頭頸部を支えながら，対象者の右側頭部をセラピストの左側胸部に当てて固定する。これより後にセラピストの側胸部で対象者の頸部操作をすると頸部を痛める可能性があるので，行わないようにする。

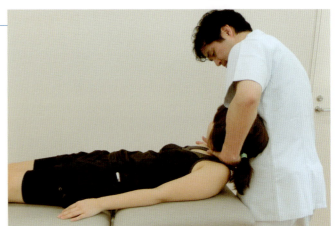

図1-5　僧帽筋上部線維の固定操作(2)

セラピストの右手による僧帽筋上部線維の伸張操作で，対象者の頸部は右（⇢）へ動こうとする。そのため，セラピストは側胸部でそれをブロックする（→）。

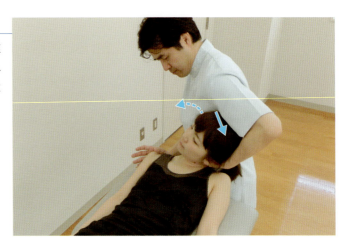

図1-6　僧帽筋上部線維の伸張操作（1）

セラピストは右手の母指球を対象者の鎖骨外側に置く。その際，やや外下方に向かうように当てる（伸張操作はまだ意識しない）。

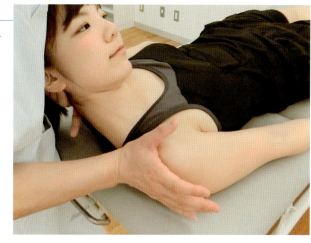

図1-7　僧帽筋上部線維の伸張操作（2）

対象者の頭頸部の位置が右へ動かないよう固定に留意しながら，セラピストは右母指球で鎖骨を下制させる。

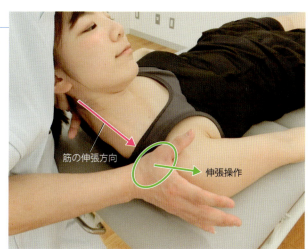

図1-8　僧帽筋上部線維の伸張方向（詳細）

鎖骨の下制にて伸張操作を行うが，鎖骨を下制しようとすると，×の方向へ押してしまいやすい。筋の走行を考えれば，○の方向に筋を伸張するほうが効率的である。

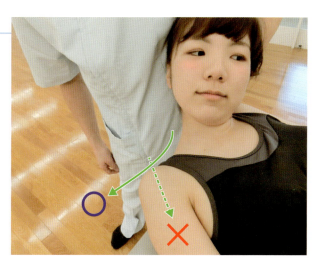

僧帽筋中部線維 middle fiber of trapezius muscle

起　始	第1〜第6胸椎棘突起	支配神経	副神経・頸神経
停　止	肩峰の内側・肩甲棘上縁	髄節レベル	C2〜C4

■テクニカルヒント

筋の走行・機能
- 上部胸椎棘突起から起始している ▶ 収縮により棘突起は同側に引かれる（上部胸椎の対側回旋作用をもつ）
- 肩甲骨の肩甲棘や肩峰内側を内側方向に引く ▶ 肩甲骨の内転作用をもつ
- 肩甲骨の上方・下方回旋軸の上を内側に走行する ▶ 肩甲骨の上方回旋作用をもつ
- 肩甲上腕関節はまたがない ▶ 肩関節を介しての伸張操作は避ける

固定操作ポイント
- 体幹の固定と上部胸椎棘突起の固定の両方を行う
- 体幹固定は，体幹屈曲位で胸郭を止める
- 上部胸椎棘突起での固定は，伸張側に棘突起が引かれるのを徒手的に固定する

伸張操作ポイント
- まずは伸張操作の前段階で，ある程度は肩甲骨を外転・下方回旋位に操作しておく
- 停止部である肩甲骨の肩甲棘上縁および肩峰内側で伸張操作をする
- 肩甲骨の外転操作では，胸郭の丸みに合わせて行う

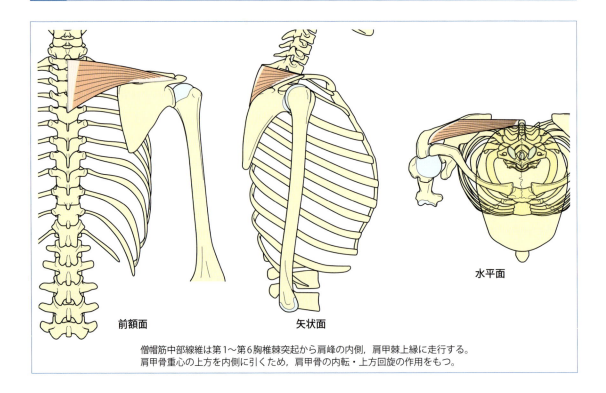

前額面　　　矢状面　　　水平面

僧帽筋中部線維は第1〜第6胸椎棘突起から肩峰の内側，肩甲棘上縁に走行する。
肩甲骨重心の上方を内側に引くため，肩甲骨の内転・上方回旋の作用をもつ。

図 2-1　僧帽筋中部線維のストレッチング - 全体像

対象者を側臥位とし，全体的な体幹屈曲をとる。セラピストは大腿部側面で，対象者の左上肢を介し，前方から体幹を固定する。

セラピストは，対象者の上部胸椎棘突起および反対側の肋骨を左手で固定したら，右手で対象者の肩甲骨を下方回旋・外転および前傾方向に操作し伸張する。外転方向への操作は胸郭の丸みに合わせて行うようにする。

II　肩甲胸郭関節の筋　▼　僧帽筋中部線維

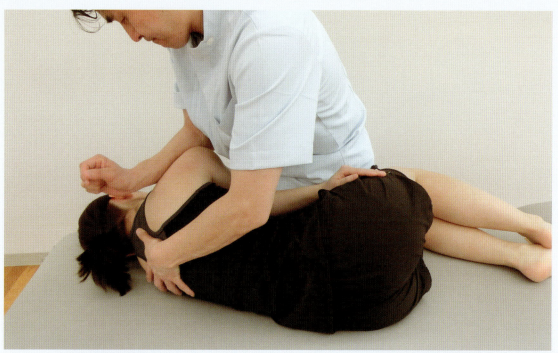

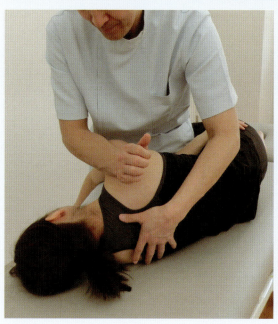

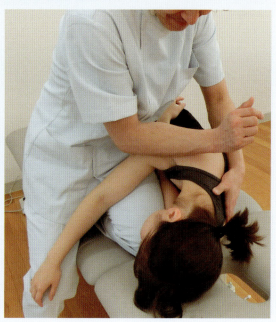

図2-2　僧帽筋中部線維のストレッチング-全体的な流れ（1）

まず対象者は側臥位で全体的に屈曲位となる（❶）。体幹の固定は対象者の左上肢を介して行う。左手を体幹前方へ内転するが，その際に左の肩甲骨を外転・下方回旋位とする（❷）。これにより対象者の体幹はやや背臥位方向に回旋し，伸張操作時における腹臥位方向への体幹回旋を固定しやすくなる。セラピストの大腿部で固定する際は，対象者の上腕後面外側とセラピストの大腿外側上部が当たるようにする（❸）。

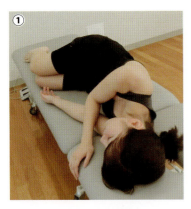
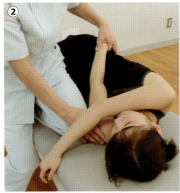
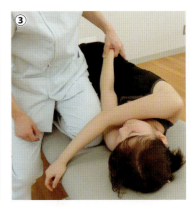

図2-3　僧帽筋中部線維のストレッチング-全体的な流れ（2）

伸張操作では，セラピストの右手で対象者の右上肢を前方および外下方に引き，左手で肩甲骨を外転・下方回旋位へと誘導する（❶）。正しい位置に肩甲骨が操作できたら右手は放す（❷）。
肩甲骨の外転・下方回旋位を緩ませないように気をつけながら，セラピストは右前腕を肩甲棘上縁および肩峰内側に当てる（❸）。その状態から，セラピストは肩甲骨外転（❹）・下方回旋（❺）操作を行い，ストレッチングする。

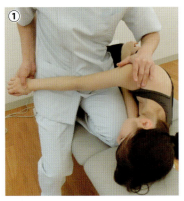
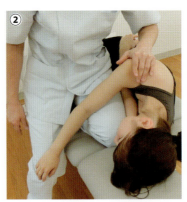

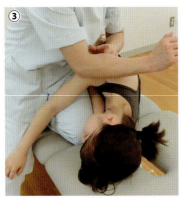
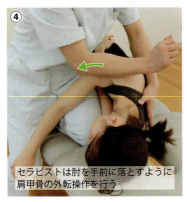

セラピストは肘を手前に落とすように肩甲骨の外転操作を行う

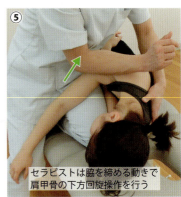

セラピストは脇を締める動きで肩甲骨の下方回旋操作を行う

図2-4 僧帽筋中部線維の固定操作

対象者の体幹をセラピストの大腿部で固定するが，直接大腿部を胸郭に当ててしまうと胸郭部の変形で動いてしまい十分な固定にならない．そのため，下になっている対象者の左上肢の肩甲骨を外転・下方回旋し，体幹の前へ内転してくる．対象者の左手関節部が右上前腸骨棘あたりに来る程度の内転位に置く（①）．

あまり内転が大きすぎると，肘も屈曲位となり，対象者の右肩甲骨下角あたりに左手が来てしまい，伸張操作の際にじゃまになりやすい．対象者の上腕後面外側とセラピストの大腿外側上部が当たるようにすると（②），伸張操作時に体幹が腹臥位方向に動くのを止めやすい．

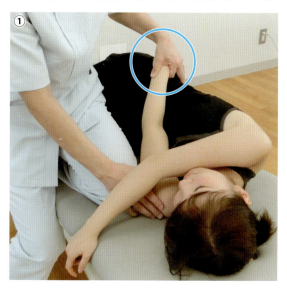
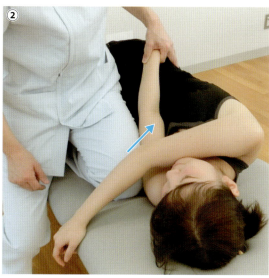

図2-5 僧帽筋中部線維の伸張準備（1）

肩甲骨操作はセラピストの前腕で行う．セラピストは両手で対象者の肩甲骨を外転・下方回旋位にしてから（①），右前腕を対象者の肩甲棘上縁および肩峰内側にセットする（②）．このとき左手で肩甲骨の外転・下方回旋位を維持し，次に右手の前腕屈筋側を当てるが，この持ちかえの際に肩甲骨の外転・下方回旋位が緩まないよう十分に注意が必要である．もし緩んでしまった場合は，再度伸張準備をやり直したほうがよい．

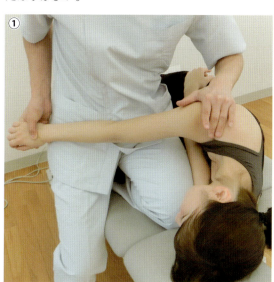
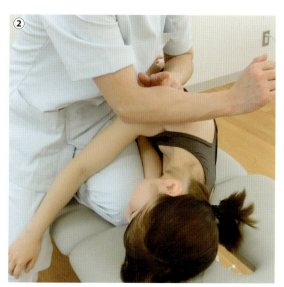

図 2-6　僧帽筋中部線維の伸張準備（2）

持ちかえた後のセラピストの左手は，母指球を含む母指全体で上部胸椎棘突起を固定する（①）。
②は対象者後方からの全体像である。ここまでが伸張準備の段階であるが，この時点で多少の伸張感があれば，伸張操作時に十分な伸張感が得られる。

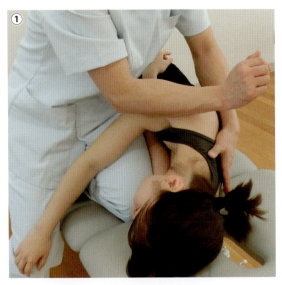
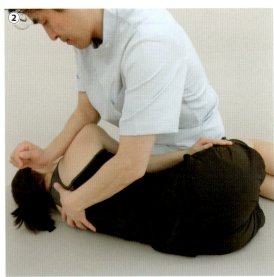

図 2-7　僧帽筋中部線維の伸張操作

セラピストは脇を締めるように肩関節を内転することで，対象者の肩甲骨を下方回旋する（①）。またセラピストは肘を手前に引き肩関節を伸展することで，対象者の肩甲骨外転位を作る（②）。
肩甲骨の外転操作を行う際は，胸郭上を肩甲骨がぶつからず滑るように，対象者の胸郭の形態（丸み）を意識して行うようにする。

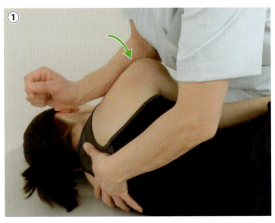
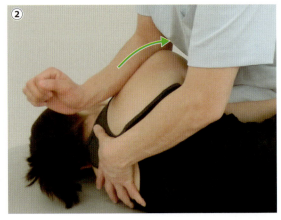

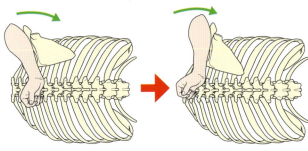

1 肩甲胸郭関節の筋 3

僧帽筋下部線維 lower fiber of trapezius muscle

起始	第7〜第12胸椎棘突起	支配神経	副神経・頸神経
停止	肩甲骨棘三角部	髄節レベル	C2〜C4

■ テクニカルヒント

筋の走行・機能
- 下部胸椎棘突起から起始している ▶ 収縮により棘突起は同側に引かれる（下部胸椎の対側回旋作用をもつ）
- 肩甲骨の棘三角部を内下方に引く ▶ 肩甲骨の内転・下制作用をもつ
- 肩甲骨の上方・下方回旋軸の内側を下方へ走行する ▶ 肩甲骨の上方回旋作用をもつ
- 肩甲上腕関節はまたがない ▶ 肩関節を介しての伸張操作は避ける

固定操作ポイント
- 体幹固定は，体幹屈曲位で下肢を介して行う

伸張操作ポイント
- 停止部である肩甲骨の棘三角で伸張操作を行う
- 肩甲骨の挙上・外転操作は，胸郭の丸みに合わせて行う

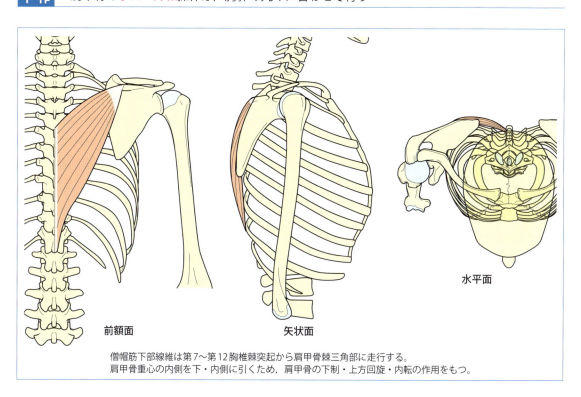

前額面　矢状面　水平面

僧帽筋下部線維は第7〜第12胸椎棘突起から肩甲骨棘三角部に走行する。
肩甲骨重心の内側を下・内側に引くため，肩甲骨の下制・上方回旋・内転の作用をもつ。

図 3-1 僧帽筋下部線維のストレッチング-全体像

対象者を側臥位とし，全体的に体幹屈曲位をとる．股関節は深屈曲位とする．セラピストは対象者の下腿前面を自分の骨盤〜大腿部の外側に当て，間接的に体幹を固定する．

セラピストは，両手で対象者の肩甲骨棘三角部を下方回旋・挙上・外転および前傾方向に操作し伸張する．挙上・外転方向への操作は胸郭の丸みに合わせて行うようにする．

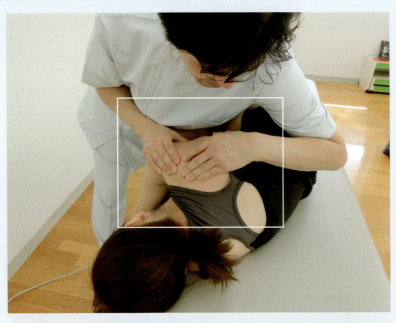

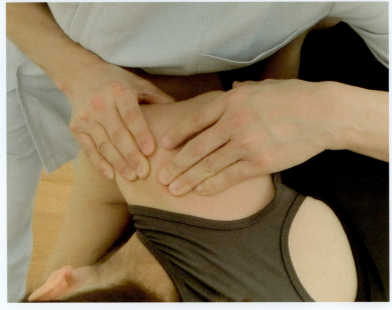

図3-2　僧帽筋下部線維の固定操作

対象者を側臥位とし，対象者の左肩は肩甲骨外転・下方回旋位として（①），伸張操作で体幹が腹臥位方向に回旋するのを防止する。全体的にしっかりとした体幹屈曲をとり（②），股関節は深屈曲位とし下部胸椎の棘突起間を開くようにする。
セラピストは対象者の下腿前面を自分の骨盤〜大腿部の外側に当て，体幹を間接的に固定する（③）。

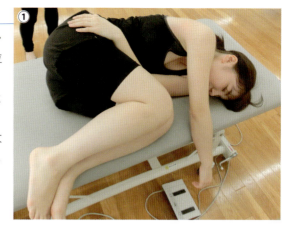

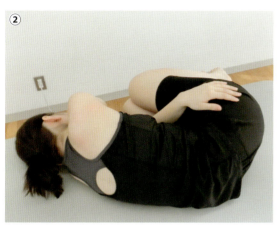

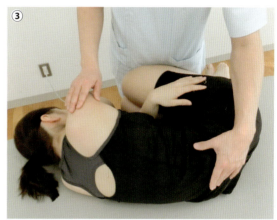

図3-3　僧帽筋下部線維の伸張準備

セラピストは右手で対象者の右上腕部を把持し，屈曲・水平内転方向に操作する。それに併せて，セラピストは左手で肩甲骨棘三角部を上・外方に操作する。このとき，対象者に胸式呼吸での吸気を行ってもらうと，伸張感が得られやすい。

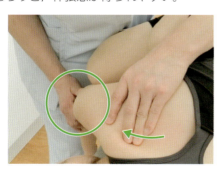

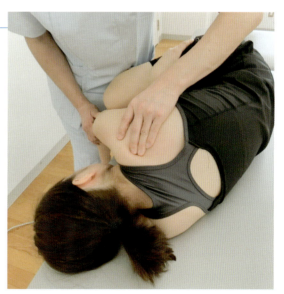

図 3-4　僧帽筋下部線維の伸張操作（1）

セラピストは対象者の右上腕部を把持していた右手を放し，左手とともに肩甲骨棘三角部を挙上・下方回旋・外転の操作をする。

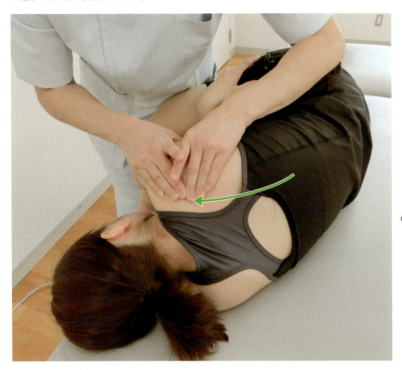
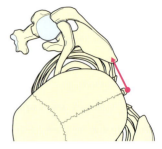
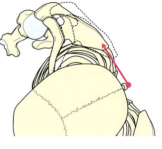

図 3-5　僧帽筋下部線維の伸張操作（2）

セラピストはあくまでも，棘三角を起始である下位胸椎棘突起から遠ざけるように操作する。

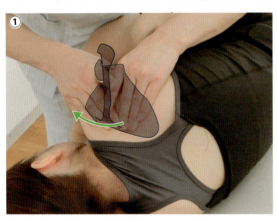
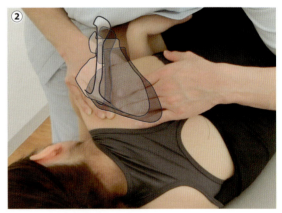
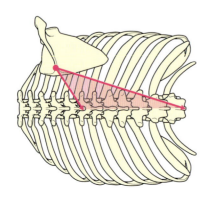
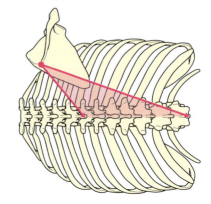

1 肩甲胸郭関節の筋 4

大菱形筋 rhomboid major muscle
小菱形筋 rhomboid minor muscle

大菱形筋

起始	第2～第5胸椎棘突起	支配神経	肩甲背神経
停止	肩甲骨棘三角部から下角に及ぶ内側縁	髄節レベル	C5

小菱形筋

起始	第7頸椎棘突起，第1胸椎棘突起	支配神経	肩甲背神経
停止	肩甲骨棘三角部の底辺を構成する内側縁	髄節レベル	C5

■ テクニカルヒント

筋の走行・機能	■ 棘突起から起始している	▶ 収縮により棘突起は同側へ引かれる（起始部の対側回旋作用）
	■ 肩甲骨内転方向の作用ベクトルをもつ	▶ 肩甲骨の**外転**で伸張する
	■ 肩甲骨挙上方向の作用ベクトルをもつ	▶ 肩甲骨の**下制**で伸張する
	■ 肩甲骨上方回旋・下方回旋軸の内側を上方に引く作用ベクトルをもつ（**下方回旋**の作用をもつ）	▶ 肩甲骨の**上方回旋**で伸張する

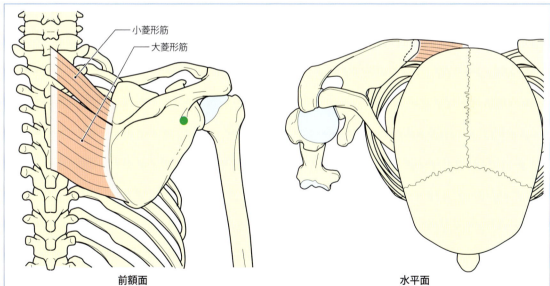

前額面　　　　　　　　　　　　水平面

大菱形筋は第2～第5胸椎棘突起から，肩甲骨棘三角部～下角に及ぶ内側縁へ走行する。小菱形筋は第7頸椎棘突起，第1胸椎棘突起から，肩甲骨棘三角部の底辺を構成する内側縁へ走行する。
大菱形筋は肩甲骨重心の内側～下方を上・内側に引くため，肩甲骨内転・下方回旋・挙上の作用をもつ。小菱形筋は肩甲骨重心の内側を上・内側に引くため，肩甲骨内転・下方回旋・挙上の作用をもつ。
ここでは，大・小菱形筋を同時に伸張する。

固定操作ポイント	■ 肩甲骨操作時に体幹が回旋してこないようにする	▶ 反対側の肩甲骨をしっかり外転位にする
伸張操作ポイント	■ 肩甲骨操作はねらった操作をすべて同時に行わなければならない	▶ 肩甲骨の上方回旋と下制を同時に行うよう注意を払う必要がある
	■ 肩甲骨外転操作の際は前額面での動きをイメージしてはいけない	▶ 胸郭の丸みに合わせて肩甲骨操作をする
	■ 肩甲骨操作の際の肋骨への圧迫ストレスにも注意が必要である	

図4-1　大・小菱形筋のストレッチング-全体像

対象者を側臥位とし，全体的に体幹屈曲位をとる．セラピストの大腿部側面で対象者の左上肢を介し，前方から体幹を固定する．

セラピストは対象者の第7頸椎～第5胸椎棘突起および反対側の肋骨を左手で固定したら，右前腕を対象者の肩甲骨内側縁に当て，肩甲骨の外転・上方回旋・下制方向に操作し伸張する．外転方向への操作は胸郭の丸みに合わせて行うようにする．

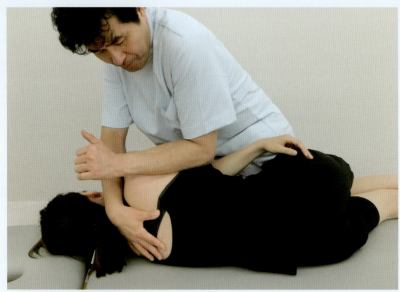

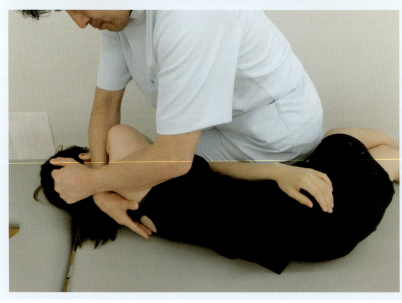

図 4-2　大・小菱形筋の固定操作 - 大腿部による体幹固定

対象者は背中を丸めるように右側を上にした側臥位となる。左肩甲骨が外転位となるよう，左上肢は右上前腸骨棘方向に引き出す（①）。左上肢は（上腕の後外側部に）セラピストの大腿を前下方から当ててブロックし，体幹前方との間で挟み固定する（②）。

菱形筋群の伸張操作の際に，対象者の体幹が腹臥位方向に回転しようとするため，対象者の左上肢とセラピストの大腿部とにより体幹を固定する（③）。

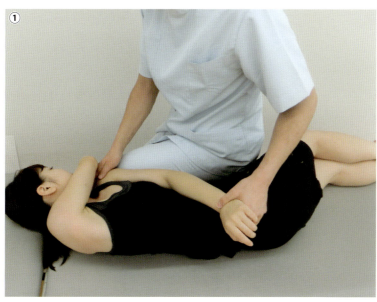

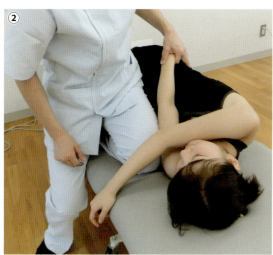

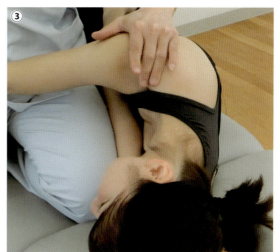

図4-3　大・小菱形筋のストレッチング(1)

菱形筋群のストレッチングをする際は，手順を一つひとつ確実に行うことが大切である。どこかで操作が狂うと伸張されないので，丁寧な操作と視診による確認が必要である。

①：肩甲骨上方回旋位をとりやすくするために，セラピストは対象者の上肢を屈曲位に操作する。

②：ただし，ただ挙上するだけでは肩甲骨の挙上を伴う上方回旋となってしまう。

③：そのため，肩甲骨が挙上しないよう，セラピストは対象者の肩峰もしくは大結節後方あたりを支点とし，対象者の棘上〜肩甲棘の内側をセラピストの中指・環指の掌側全体で引き下げ，上方回旋位とする（肩甲骨の内側縁が下がる状態での上方回旋）。

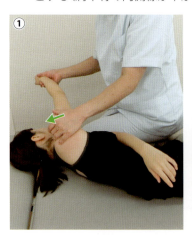
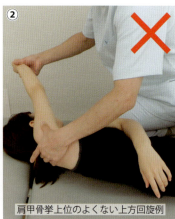
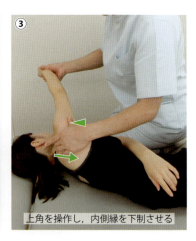

図4-4　大・小菱形筋のストレッチング(2)

肩甲骨の内側縁を引き下げながらの上方回旋ができたら，肩甲骨の位置に変化がないよう気をつけながら，対象者の右上肢をベッドに下ろす。

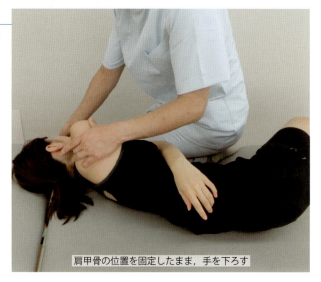

図4-6　大・小菱形筋のストレッチング(3)

伸張操作で使うセラピストの左手を空けるため，右手で肩甲骨の位置を保持する。まずはセラピストの左手の母指指腹と右手の母指球とを入れ替える。右手の母指球〜母指は肩峰もしくは大結節後方あたりに尾側から当て，肩甲骨が下方回旋しないようにする。

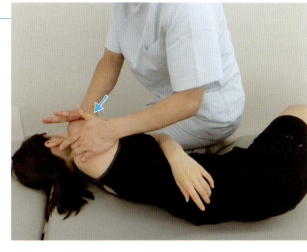

図4-7　大・小菱形筋のストレッチング(4)

肩甲骨外側部の形態に合わせるようセラピストの中指・環指を棘上窩に置く。対象者の肩甲骨外側においたセラピストの右手は肩甲骨外側の形態に合わせ，上方回旋方向に固定操作する。セラピストの各IP関節が曲がらないよう注意が必要である。
握る力が入りIP関節が曲がると，対象者の肩甲骨とセラピストの指の間に隙間が生じ，うまく肩甲骨操作ができなくなるので，握るのではなく肩甲骨の形態に合わせて当てるように気をつける。

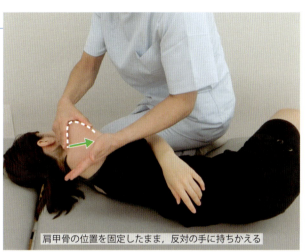

肩甲骨の位置を固定したまま，反対の手に持ちかえる

図4-8　大・小菱形筋のストレッチング(5)

肩甲骨内側縁に合わせてセラピストの左前腕部を当てる。

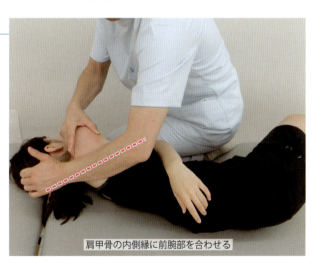

肩甲骨の内側縁に前腕部を合わせる

図4-9　大・小菱形筋のストレッチング(6)

セラピストの右手を肩甲骨から放し，起始部の棘突起の右側に母指球から母指全体を当て，他の手掌で左側の肋骨など胸郭を固定する。

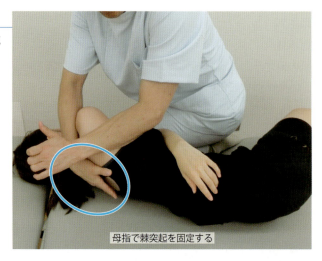

母指で棘突起を固定する

図4-10　大・小菱形筋のストレッチング(7)

セラピストは左脇を締めることで肩甲骨を上方回旋に操作し，肘を対象者の胸郭の丸みに合わせ引いてくることで外転と下制を作る。

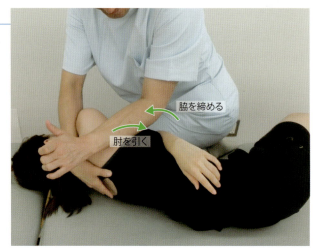

脇を締める
肘を引く

図4-11　大・小菱形筋の伸張に必要な肩甲骨の操作

肩関節（複合体）を屈曲することで，肩甲骨を上方回旋・外転位に持ってくる。その際に肩甲骨が挙上すると十分な伸張が得られないので上方回旋のさせ方に注意が必要である。

肩甲骨外側（上腕骨頭）を軸に，内側縁が下制するように上方回旋させる。肩関節の屈曲（上肢の前挙）をする段階で，この肩甲骨操作を行うことが重要である（❶）。

正しい肩甲骨位置にセットできたら，上腕骨以遠の操作は不要であるため，肩甲骨位置が変化しないようにそっと置く（❷）。

最終的にセラピストの左手で伸張操作するため，右手で肩甲骨を持ちかえる（❸）。肩甲骨の位置が変わらないように，内側縁が下制する形での上方回旋を維持する。

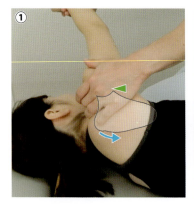
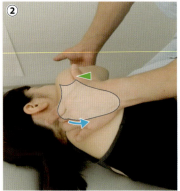
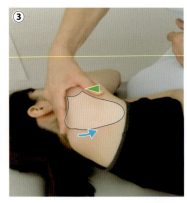

図4-12 大・小菱形筋の伸張に必要な肩甲骨の操作

肩甲骨内側縁の位置を確認し（❶），その位置・傾きに合わせてセラピストの前腕部を当てる（❷）。骨の硬さを感じる前腕背側部ではなく，前腕屈筋群の筋腹部で当てるとフィット感がよい。セラピストの手関節は背屈位にしたほうが滑らず操作できる。

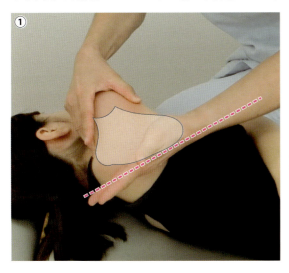
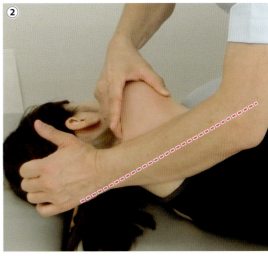

図4-13 大・小菱形筋の伸張操作（詳細）

セラピストが左脇を締める（肘を内側に）ことで，対象者の肩甲骨を上方回旋方向に操作する（❶）。次いで，セラピストは肘を手前に引き，外転・下制操作を加え，伸張する（❷）。

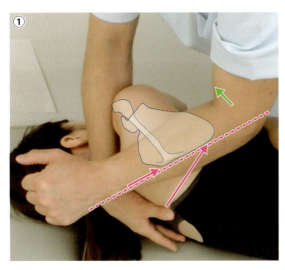
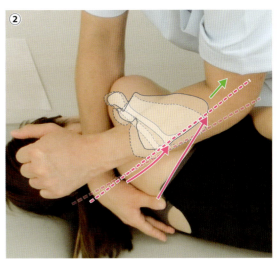

図4-14 体幹の固定操作

起始レベルの棘突起の右側にセラピストの母指を置く。他の4指は左の肋骨を止めるように置く。棘突起，背部が左方向（前面が右方向）を向く方向に止める。

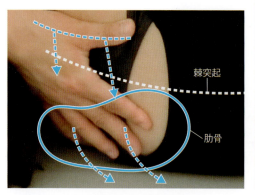
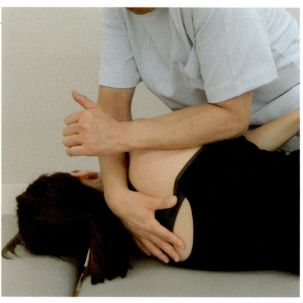

図4-15 大・小菱形筋の伸張操作

肩甲骨の挙上に気をつけながら，上方回旋・外転で伸張するが，伸張操作でもう一つ気をつけることは，胸郭の形状をイメージすることである。胸郭上を肩甲骨がぶつからず滑るように，胸郭の丸みに沿った上方回旋・外転・下制操作を行うことが大切である。

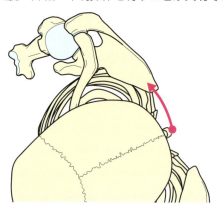
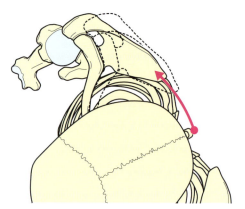

1 肩甲胸郭関節の筋 5

肩甲挙筋 levator scapulae muscle

起　始	第1～第4頸椎横突起	支配神経	肩甲背神経
停　止	肩甲骨上角の内側縁	髄節レベル	C5

■ テクニカルヒント

筋の走行・機能	横突起から起始している	▶	頸部の同側回旋・同側側屈・伸展の作用をもつ
	肩甲骨の内側方向への作用ベクトルをもつ	▶	肩甲骨の内転作用をもつ
	肩甲骨上方への作用ベクトルをもつ	▶	肩甲骨の挙上作用をもつ
	肩甲骨上方回旋・下方回旋軸の内側を上方に引く作用ベクトルをもつ	▶	肩関節の下方回旋の作用をもつ

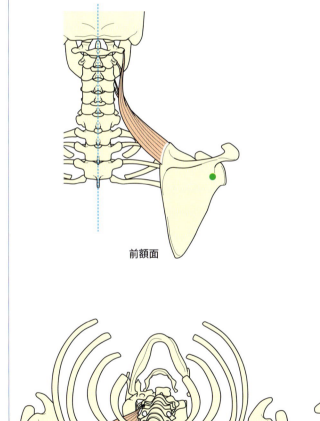

前額面

矢状面

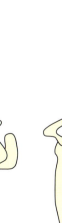

水平面（下方）

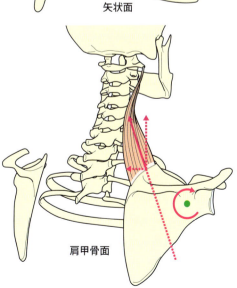

肩甲骨面

肩甲挙筋は第1～第4頸椎横突起から肩甲骨上角の内側縁へ走行する．肩甲骨重心の内側を上・内側に引くため，肩甲骨挙上・下方回旋・内転の作用をもつ．

肩甲骨重心の上部を内側に引く上方回旋筋と考えるのではなく，内側を上方に引く下方回旋筋だと考える．

固定操作ポイント	■頸部操作での伸張はリスクを伴う	▶	頭部・頸部の方を伸張位まで操作したら固定する
	■頭部・頸部の反対側への側屈・屈曲・回旋である程度伸張させてから固定	▶	頭部・頸部の操作で肩甲帯が引かれて来れば伸張している
伸張操作ポイント	■肩関節を外転・外旋位にする	▶	肩甲骨の上方回旋と下制をしやすくするための準備である
	■頭部・頸部をしっかり固定したあとで肩甲帯の操作をする	▶	固定を緩ませずに肩甲帯で伸張操作することが重要
	■肩甲骨下制の操作は，肩峰角を中心に上角を下げるようにすることが重要である	▶	これにより下制と外転が同時に可能である

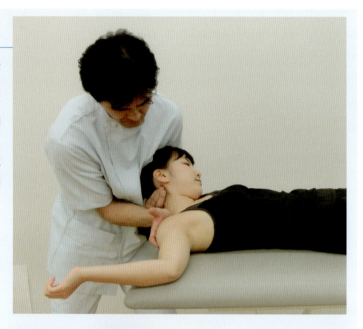

図5-1 肩甲挙筋のストレッチング-全体像(1)

頸部を屈曲・反対側へ側屈・反対側へ回旋させ，固定する。同側の肩関節を外転・外旋位とし，肩甲骨の上角部を肩甲骨下制・上方回旋・外転方向に操作する。

対象者の右肩関節を外転・外旋位に置くのは，(右)肩甲骨の上方回旋・下制位を促すためである。

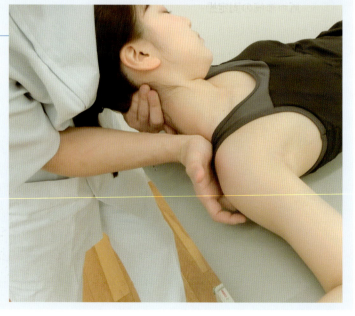

図5-2 肩甲挙筋のストレッチング-全体像(2)

頸部操作でストレッチングを行うと，首を痛める危険性があるため，頸部の固定操作をした後は固定し，肩甲骨操作でストレッチングをする。

図 5-3　肩甲挙筋の固定操作 - 頸部固定（1）

頸部を屈曲（❶）・反対側への側屈（❷）・反対側への回旋（❸）の手順でそれぞれの程度を調節し，セラピストの左手で頸部，右手で後頭部を支えながら，肩甲挙筋の最も伸張される肢位を決める。目安は頸部に対象者の右肩が付いて来やすい方向がストレッチングに適した方向である。
セラピストの左手の中指や環指先が肩甲挙筋の起始あたりに来るようにすると，伸張方向がイメージしやすい。

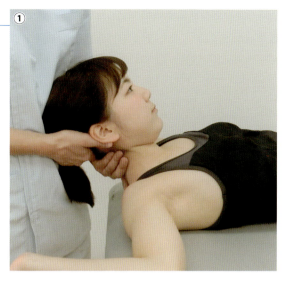
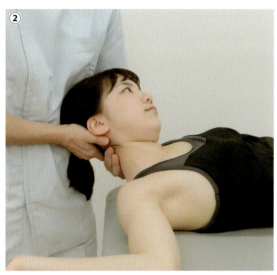
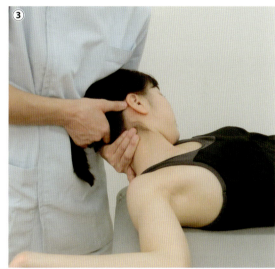

図 5-4　肩甲挙筋の固定操作 - 頸部固定（2）

頸部での伸張方向を決定したら，セラピストの左胸郭を用いて固定する（❶）。対象者の右側頭部後方をセラピストの左胸郭部に当てることで（❷），肩甲骨での伸張操作の際に左側屈が緩み，頸部が直立化してくるのを防ぐ。

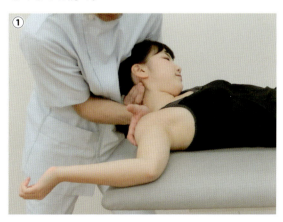
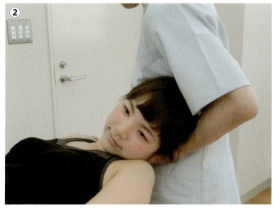

図 5-5　肩甲挙筋の伸張操作（1）

まず肩峰角の下方にセラピストの右手の中指を置いて支点とする（❶）。対象者の肩甲挙筋の筋腹遠位（筋尾）を停止部である肩甲骨上角に寄せるようにセラピストが把持する（❷）。これにより上角部での過剰な局所圧を防ぐと同時に，伸張操作の前に軽く伸張刺激を入れることになる（❸）。

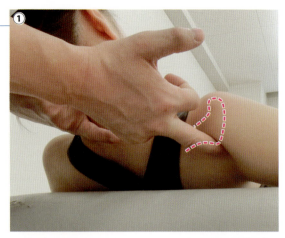

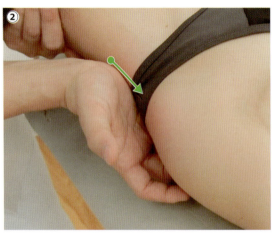
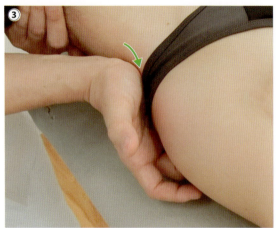

図 5-6　肩甲挙筋の伸張操作（2）

セラピストは右手中指を中心に小指球で対象者の上角部（周辺）に当て（❶），肩甲骨を下制・上方回旋・外転に操作し伸張する（❷）。

上方回旋の際に，対象者の肩峰の位置が上がると肩甲骨が挙上してしまうので，肩峰を中心に上角が下がるような操作をする。

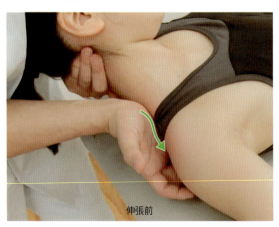
伸張前

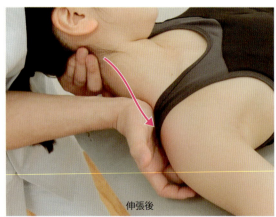
伸張後

図 5-7　肩甲挙筋の伸張に必要な肩甲骨の操作(1)

肩甲骨操作においては，セラピストの右手小指球で対象者の肩甲骨上角を操作するが，肋骨の背側に滑り込ませるような操作を意識する。

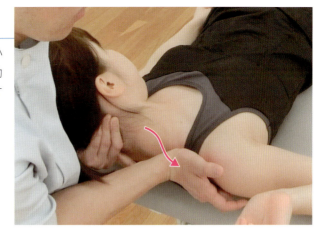

図 5-8　肩甲挙筋の伸張に必要な肩甲骨の操作(2)

セラピストの母指球が対象者の肩に当たってしまうと肋骨の背側に滑りこませるような肩甲骨操作ができなくなってしまうので，母指球が接しないように注意が必要である。

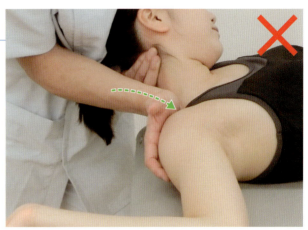

小胸筋 pectoralis minor muscle

起　始	第2～第5肋骨前面	支配神経	胸筋神経
停　止	肩甲骨の烏口突起	髄節レベル	C5～T1

■テクニカルヒント

筋の走行・機能

- 前額面から見て，肋骨前面上部から烏口突起へ外上方に向かう
  - 体幹前方を内側から外側に向かう ▶ 肩甲骨の**外転**作用をもつ
  - 体幹前方を下方から上方に向かう ▶ 肩甲骨の**下制**作用をもつ
- 肩甲骨面から見て，肩甲骨の外側（烏口突起）を下方に引く ▶ 肩甲骨の**下方回旋**作用をもつ
- 矢状面から見て，肩甲骨の前方を下方に引く ▶ 肩甲骨を**前傾**させる

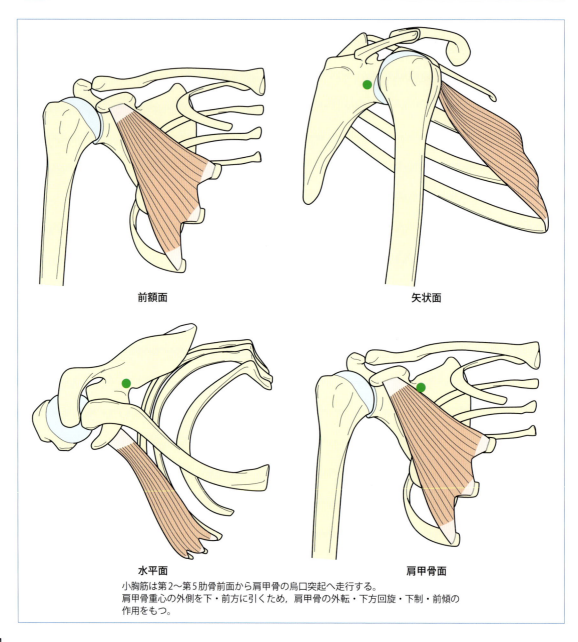

前額面　　　　　　　　　矢状面

水平面　　　　　　　　　肩甲骨面

小胸筋は第2～第5肋骨前面から肩甲骨の烏口突起へ走行する。肩甲骨重心の外側を下・前方に引くため，肩甲骨の外転・下方回旋・下制・前傾の作用をもつ。

固定操作ポイント	■ 起始の固定はどう行うか？	▶	伸張する側の下肢を反対側にクロスオーバーし体幹を回旋する セラピストの大腿部で胸郭を後方から固定する
伸張操作ポイント	■ 両手でしっかり肩甲骨を把持し肩甲骨を外上方へ牽引する		
	■ 伸張操作にて肩甲骨が内転しないようにする	▶	肩甲骨の内側縁が脊柱に近づかないよう把持している手でブロックする
	■ 水平面で見たときに，肩甲骨が内側縁を軸に外側縁が背側へ傾く（後傾する）ように操作する		

図6-1　小胸筋のストレッチング-全体像

対象者は側臥位をとる。上にした右側下肢を屈曲位とし，対象者自身が左手で膝をベッドに固定する。右側上肢は体側に置いておく。

セラピストは右手で肩の前方から，左手で肩甲骨内側縁から両手で把持する。セラピストの右大腿部を下部胸椎あたりに当て，体幹固定をする。

セラピストが両手で把持した対象者の肩甲骨を外上方にいったん引き上げてから，上方回旋・外転・挙上および後傾に操作し伸張する。

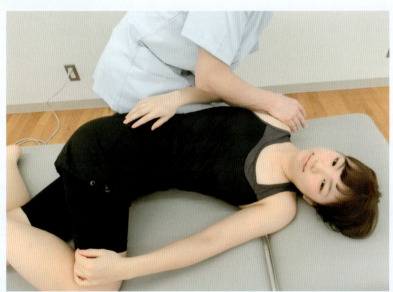

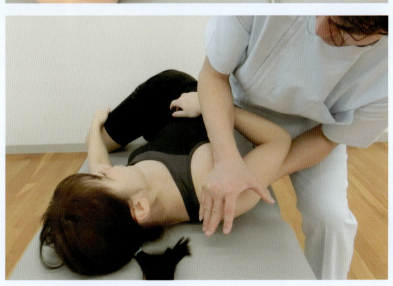

図 6-2　小胸筋の固定操作（開始肢位）

対象者は側臥位をとる。右下肢の股関節と膝関節を屈曲位とする。対象者自身がもう一方の手で膝辺りを固定し，伸張時に膝が浮いてこないようにする。

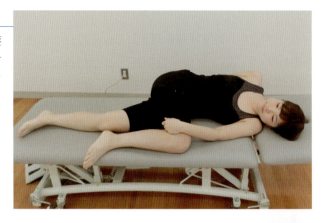

図 6-3　小胸筋の固定操作（体幹固定）

セラピストは右大腿部外側を対象者の下部胸椎に当てる。なるべく高い位置で固定したいが，肩甲骨操作のじゃまにならないよう，下角部よりも骨盤よりの位置で固定する。

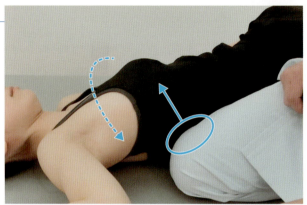

図 6-4　小胸筋の操作-肩甲骨の把持

① 烏口突起を確認する。
② 同側の手で小指球を当てる。
③ 体幹固定している大腿部に反対側の手関節を前腕回外位で置き（◌），肩甲骨の内側縁のやや内側に指を置く。
④ 同側の手で烏口突起を押しながら反対側の手指に肩甲骨が乗り上げるようにする。無理に指を内側縁から突っ込むと痛みや緊張を誘発しやすいので気をつける。
⑤ 両手で肩甲骨を体幹から浮かし外上方へ牽引する。

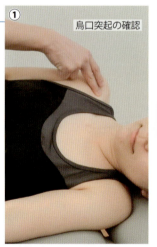
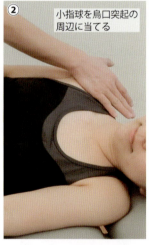
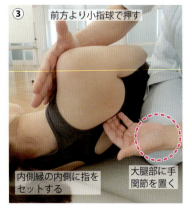
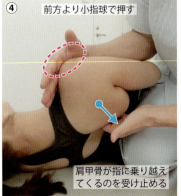
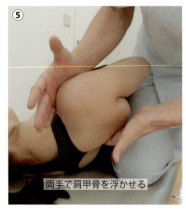

図6-5　小胸筋の伸張操作（上側方より）

まずセラピストが両手で把持した対象者の肩甲骨を外上方にいったん引き上げて，ある程度の伸張位を作る。次いで肩甲骨の上方回旋・外転・挙上および後傾に操作し伸張する。

ただし，手順としては，セラピストが左手で把持している肩甲骨の内側縁を支点とし，停止部である烏口突起を外方・上方（頭方）へ操作してから，ベッドに押し付けるように床方へ操作する。

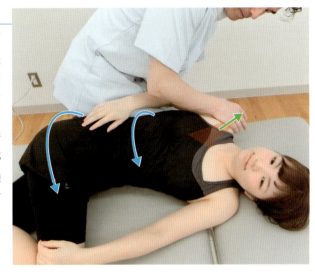

図6-6　小胸筋の伸張操作（頭側より）

頭方より見た肩甲骨での伸張操作。この面から観察すると，ベッドに押し付ける方向へのイメージが理解しやすいと思われる。

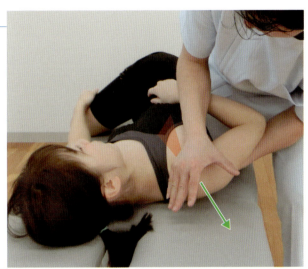

図6-7　小胸筋の伸張操作（イメージ）

この操作では，小胸筋の伸張のみでなく，肩甲骨外側（烏口突起）を胸郭から浮き上がらせる効果も合わせている。

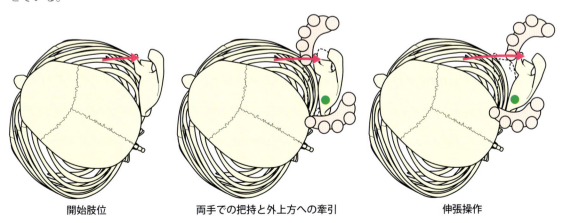

開始肢位　　　両手での把持と外上方への牽引　　　伸張操作

1 肩甲胸郭関節の筋 7

前鋸筋 serratus anterior muscle

起　始	第1〜第9肋骨側面	支配神経	長胸神経
停　止	肩甲骨肋骨面の内側縁の全長	髄節レベル	C5〜C7

■ テクニカルヒント

筋の走行・機能	■下角部線維は第4〜第9肋骨から起始	▶	肩甲骨の**外転・上方回旋**作用をもつ
	■中央部線維は第2・3肋骨から起始	▶	肩甲骨の**外転**作用をもつ
	■上角部線維は第1・2肋骨から起始	▶	肩甲骨の**外転・下方回旋**作用をもつ
固定操作ポイント	■肩甲骨内転時に体幹が回旋してついてこないようにする	▶	大腿部で体幹の同側回旋を固定する
伸張操作ポイント	■肩甲骨内側縁での把持をしっかりし，体幹からの引き剥がしを行う		
	■下角部線維は肩甲骨の内転と下方回旋で伸張する	▶	肩甲骨の下角を起始（第4〜第9肋骨側面）から遠ざけるように引き剥がす
	■中央部線維は内側縁中央部を内転で伸張する	▶	肩甲骨内側縁を起始（第2・3肋骨面）から遠ざけるように引き剥がす
	■上角部線維は肩甲骨の内転と上方回旋で伸張する	▶	肩甲骨上角部を起始（第1・2肋骨側面）から上角を遠ざけるように引き剥がす

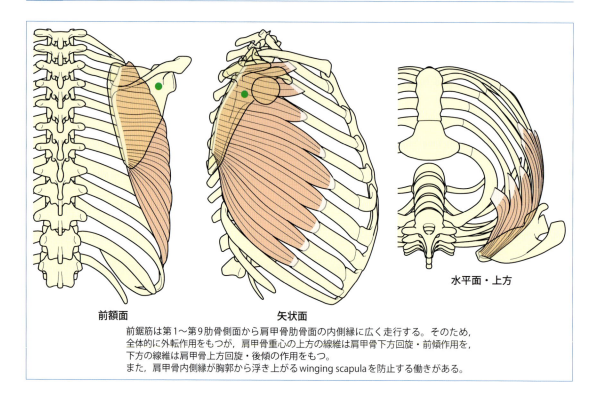

前額面　　　矢状面　　　水平面・上方

前鋸筋は第1〜第9肋骨側面から肩甲骨肋骨面の内側縁に広く走行する。そのため，全体的に外転作用をもつが，肩甲骨重心の上方の線維は肩甲骨下方回旋・前傾作用を，下方の線維は肩甲骨上方回旋・後傾の作用をもつ。
また，肩甲骨内側縁が胸郭から浮き上がる winging scapula を防止する働きがある。

図 7-1 前鋸筋下角部線維のストレッチング - 全体像（1）

対象者を右側を上にした側臥位とする。肩甲骨下角部付近の内側縁と上腕近位部（肩前方）で把持する。セラピストの左手は，肩甲骨下角部付近の内側縁で肩甲骨を体幹から浮かせながら，痛みのないように配慮しながら引き剝がしつつ，下方回旋操作をする。セラピストの右手は，肩峰および上腕近位部にて肩甲骨を下方回旋・内転方向に操作して伸張する。

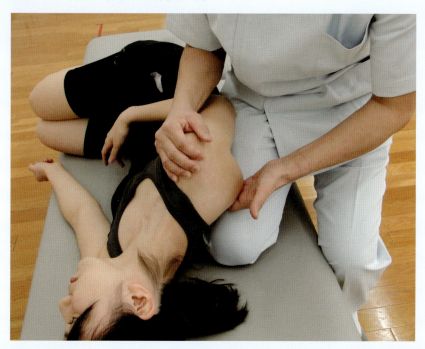

図 7-2 前鋸筋下角部線維のストレッチング - 全体像（2）

セラピストは，右大腿部で対象者の体幹の回旋を防止するように固定する。セラピストは両手を連動させ，対象者の肩甲骨の下方回旋および内転（下角を体幹から浮かすような方向）へ操作する。

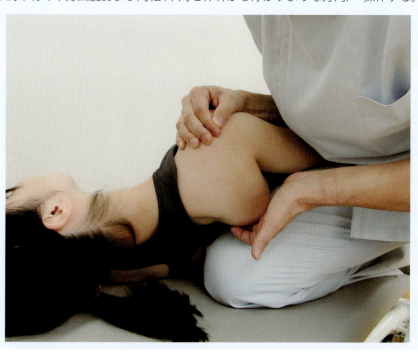

図7-3　前鋸筋下角部線維の固定操作

対象者を右上の側臥位とし，セラピストは右大腿外側部を対象者の背部に当てて固定する。その際，肩甲骨下角の位置を確認し，次の肩甲骨操作の妨げとならない位置にセラピストの右大腿部の位置を決める。

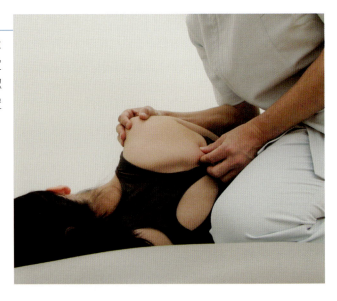

図7-4　前鋸筋下角部線維の伸張操作（把持）

セラピストが伸張操作を行ううえで，肩甲骨下角部の内側縁での把持を確実に行うことが重要である。まず対象者には十分に脱力をしてもらう。セラピストは下角寄りの内側縁の内側に左手の示指から小指尖端を揃えて置く（❶）。

セラピストの右手は対象者の肩峰あたりに置き，下方回旋方向に軽く操作すると下角部（内側縁下方を含む）が浮き上がってくる（❷）。

次いで，セラピストの右手で対象者の上腕近位部（肩前方）にて肩甲骨を内転方向に押し込むことで，下角寄りの内側縁がセラピストの左手の指腹の上に乗り上げてくる（❸）。

対象者の心理的な緊張が強いと，把持しようとした際に対象者の筋緊張（収縮）でセラピストの指がはじき出されるので，声掛けや肩甲帯を揺するなどして，まずはリラックスし力を抜いてもらうよう心がける。

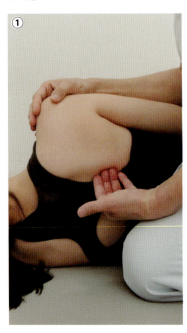 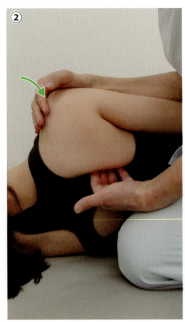 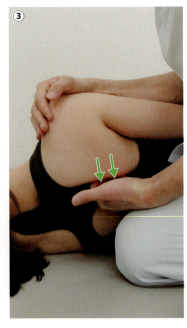

図7-5 前鋸筋下角部線維の伸張操作

セラピストは対象者の肩甲骨下角よりの内側縁を左手でしっかり把持できたら，右手で肩峰をより下方回旋操作しながら，両手で肩甲骨の下方回旋・内転および肩甲骨の引き剥がし操作を行う（①）。

右手での肩甲骨内転操作を加えつつ，起始である肋骨側面から下角部が三次元的に遠ざかるように引き剥がし方向を調整する（②）。

吸気を行わせ，胸郭を広げた位置で固定すると，伸張感が得られやすい。

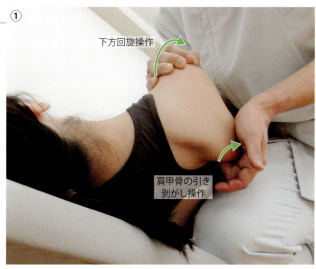

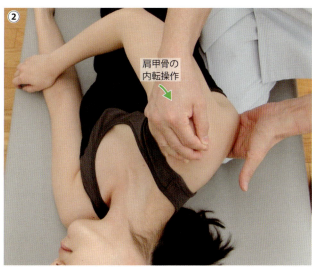

図7-6　前鋸筋中央部線維のストレッチング-全体像（1）

対象者を右側を上にした側臥位とする。肩甲骨下角部のストレッチング後に内側縁中央部にて同様にストレッチングを行う。対象者の肩甲骨内側縁と上腕近位部で把持する。
セラピストの左手は，肩甲骨内側縁中央部で肩甲骨を体幹から浮かせながら，痛みのないように配慮して引き剥がしつつ，内転操作をする。セラピストの右手は，上腕近位部（肩前方）にて肩甲骨を内転方向に操作して伸張する。

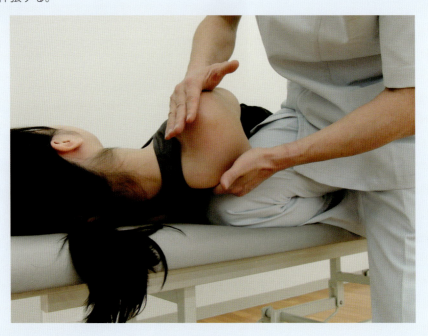

図7-7　前鋸筋中央部線維のストレッチング-全体像（2）

セラピストは対象者の肩甲骨内側縁を左手で把持するが，下角部に比べ把持しづらいので，可能な限りしっかり持てるように深く指を入れる。対象者が脱力できているようであれば，体幹から肩甲骨内側縁を浮かせて，内転方向へ操作し伸張する。

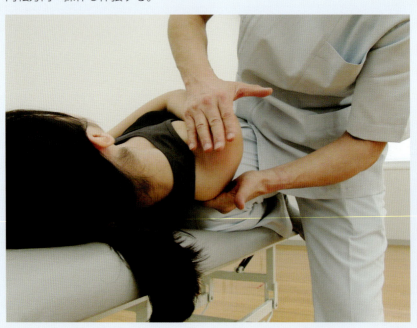

図7-8 前鋸筋中央部線維の固定操作

対象者を右側を上とする側臥位とし、セラピストは右大腿外側部を対象者の背部に当てて固定する。その際、肩甲骨下角の位置を確認し、次の肩甲骨操作の妨げとならない位置にセラピストの右大腿部の位置を決める。

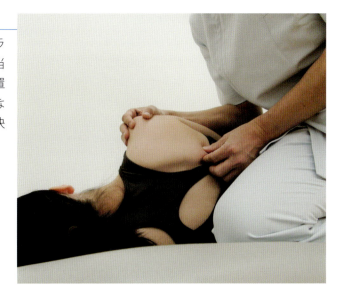

図7-9 前鋸筋中央部線維の伸張操作(把持)

セラピストが伸張操作を行ううえで、肩甲骨内側縁での把持を確実に行うことが重要である。
まず対象者にはしっかり脱力をしてもらう。セラピストは肩甲骨内側縁のさらに内側に左手の示指から小指尖端を揃えて置く(①)。
セラピストの右手は対象者の上腕近位部(肩前方)に置き、肩甲骨を内転方向に押し込む(②)。
さらにしっかり上腕近位部を押し込むと内側縁がセラピストの左手の指腹の上に乗り上げてしっかり把持が可能となる(③)。
対象者の心理的な緊張が強いと、把持しようとした際に対象者の筋緊張(収縮)でセラピストの指がはじき出されるので、声掛けや肩甲帯を揺するなどして、まずはリラックスし力を抜いてもらうよう心がける。

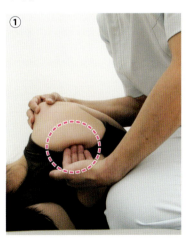
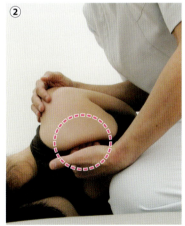
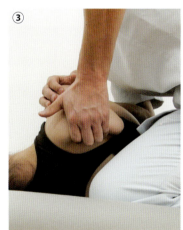

図7-10 前鋸筋中央部線維の伸張操作

セラピストは対象者の肩甲骨内側縁を左手でしっかり把持できたら，右手で上腕近位部を介して関節窩を押し，肩甲骨の内転操作しながら，左手で肩甲骨の内転および引き剥がし操作を行う（①）。

右手での肩甲骨内転操作を加えつつ，起始である肋骨側面から内側縁が三次元的に遠ざかるように引き剥がし方向を調整する（②）。

吸気を行わせ，胸郭を広げた位置で固定すると，伸張感が得られやすい。

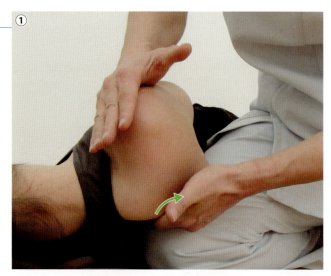

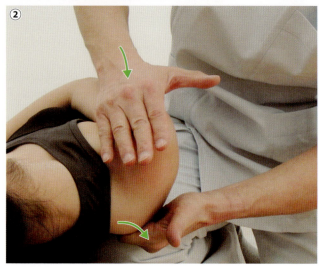

図7-11　前鋸筋上角部線維のストレッチング-全体像(1)

対象者を右側を上にした側臥位とする。肩甲骨上角部付近と上腕近位部で把持する。
セラピストの左手は，肩甲骨上角部付近の内側縁を示指から小指で，上角部外側を母指で把持する。セラピストの右手は，上腕近位部(肩前方)にて肩甲骨を上方回旋・内転方向に操作して伸張する。肩甲骨上角部を体幹から浮かせながら，痛みのないように配慮しながら引き剥がしつつ，上方回旋操作をする。

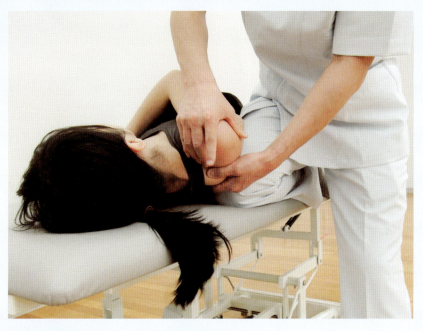

図7-12　前鋸筋上角部線維のストレッチング-全体像(2)

セラピストは対象者の肩甲骨内側縁の上角部付近を左手で把持するが，他部位に比べ最も把持しづらいため，時間はかかってもいいので，極力しっかり持てるようにリラクセーションしながら深く指を入れる。対象者が脱力できているようであれば，体幹から肩甲骨上角部を浮かせて，内転・上方回旋方向へ操作し伸張する。

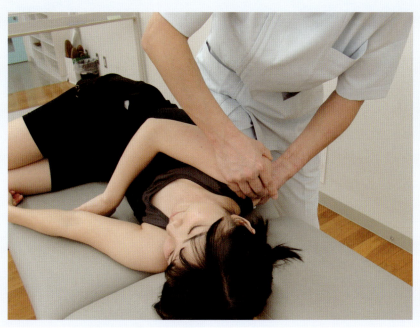

図7-13 前鋸筋上角部線維の固定操作と上角の位置確認

対象者を右上の側臥位とし，セラピストは右大腿外側部を対象者の背部に当てて固定する。その際，肩甲骨上角の位置を確認し，次の肩甲骨操作の妨げとならない位置にセラピストの右大腿部の位置を決める。下角部線維・中央部線維に比べて，やや頭方で固定する。

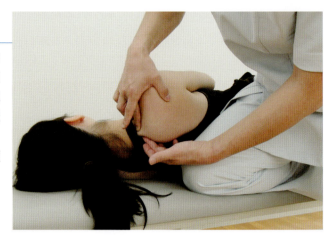

図7-14 前鋸筋上角部線維の伸張操作（把持）

セラピストが伸張操作を行ううえで，肩甲骨上角部の内側縁での把持を確実に行うことが重要である。まず対象者にはしっかり脱力をしてもらう。セラピストは上角寄りの内側縁の内側に左手の示指から小指尖端を揃えて置く（❶）。

セラピストの右手は対象者の上腕近位部（肩前方）にて肩甲骨を内転・上方回旋方向に押し込む。それにより肩甲骨上角部（内側縁上方を含む）が浮き上がってくる（❷）。

セラピストの左手指腹に上角～内側縁が乗り上がるまでセラピストは右手で上腕近位部を介し肩甲骨上方回旋・内転方向に操作する（❸）。ある程度上角から内側縁上部が左手指腹に十分に乗り上げたら，左母指を上角外側から当て，左手の母指と他の4指で挟み把持する（❹）。

対象者の心理的な緊張が強いと，把持しようとした際に対象者の筋緊張（収縮）でセラピストの指がはじき出されるので，声掛けや肩甲帯を揺するなどしてまずはリラックスし力を抜いてもらうよう心がける。

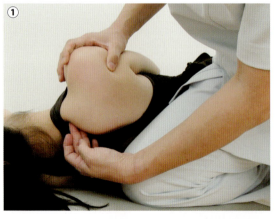
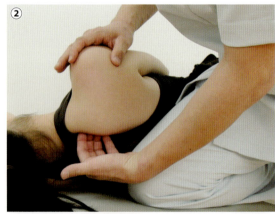
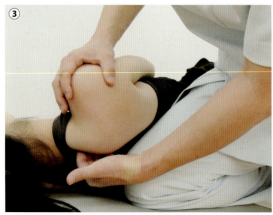
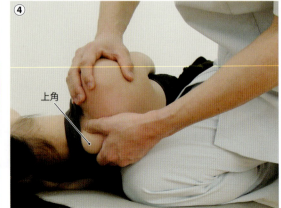

図7-15 前鋸筋上角部線維の伸張操作(1)

セラピストは対象者の肩甲骨上角を左手でしっかり把持ができたら(❶)，右手で上腕骨近位(肩前方)を肩甲骨上方回旋・内転操作する。そして，上角部を把持している左手で肩甲骨の上方回旋・内転および引き剥がし操作を行う(❷)。起始である第1肋骨側面から上角部が三次元的に遠ざかるように引き剥がし方向を調整する。

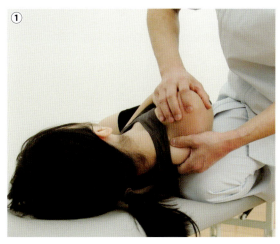
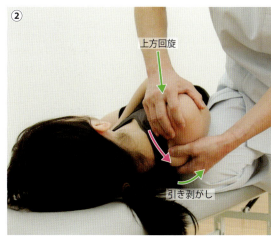

図7-16 前鋸筋上角部線維の伸張操作(2)

前鋸筋上角部線維の伸張の際は，上方回旋操作がポイントである。線維の集中している下角部の影響で，前鋸筋の作用は外転・上方回旋の印象があるが，上角部線維の作用は外転・下方回旋である。そのため，内転・上方回旋で伸張する。

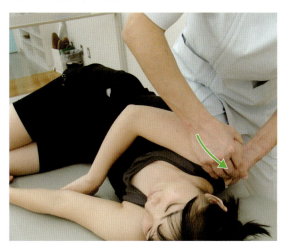
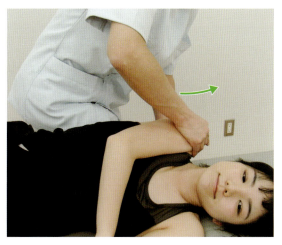

図7-17 前鋸筋各部位のストレッチング方向まとめ-水平面と矢状面での観察

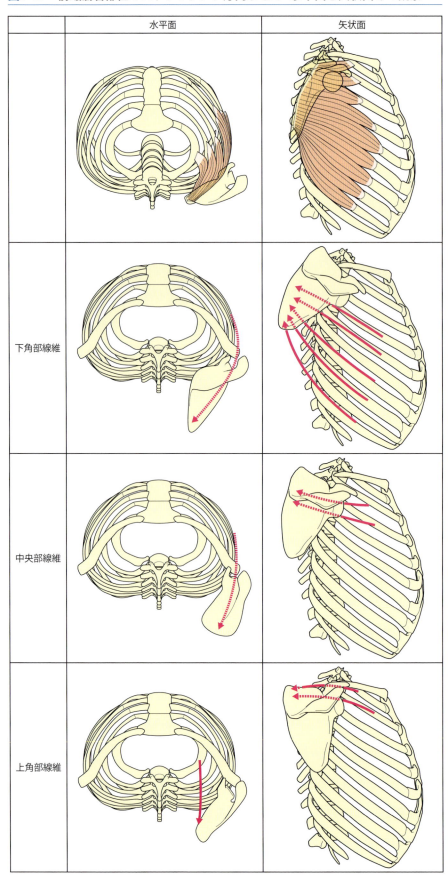

2 肩甲上腕関節の筋 1

三角筋前部線維 anterior fiber of deltoid muscle

起始	鎖骨外側1/3前縁	支配神経	腋窩神経
停止	上腕骨中央外側の三角筋粗面	髄節レベル	C5・C6

■テクニカルヒント

筋の走行・機能
- 肩甲上腕関節の屈・伸軸の前方を通る ▶ 肩甲上腕関節の**屈曲**作用をもつ
- 肩甲上腕関節の内・外転軸の内方を通る ▶ 肩甲上腕関節の**内転**作用をもつ
- 肩甲上腕関節の内・外旋軸の前方を通る ▶ 肩甲上腕関節の**内旋**作用をもつ
- 肩甲上腕関節の水平屈曲・水平伸展軸の前方を通る ▶ 肩甲上腕関節の**水平屈曲**作用をもつ

固定操作ポイント
- 肩甲上腕関節の軽度外転位からの水平伸展で肩甲骨はどう動くか？ ▶ 肩甲骨は**下方回旋・内転**する

他の筋を抑制するポイント
- 上腕二頭筋を伸張させない ▶ 肘関節は**屈曲位**とする
- 大胸筋鎖骨部を伸張させすぎない ▶ 肩関節を外旋しすぎない

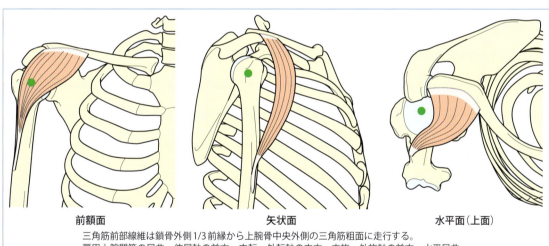

前額面　　　　　矢状面　　　　　水平面（上面）

三角筋前部線維は鎖骨外側1/3前縁から上腕骨中央外側の三角筋粗面に走行する。肩甲上腕関節の屈曲・伸展軸の前方，内転・外転軸の内方，内旋・外旋軸の前方，水平屈曲・水平伸展軸の前方を通るため，肩甲上腕関節関節の屈曲，内転，内旋，水平屈曲作用をもつ。大きく外転位までもっていくと筋の走行が軸を乗り越え，外転作用をもつようになる。

図 1-1　三角筋前部線維のストレッチング-全体像(1)

セラピストは左手で肩甲骨を上方回旋・外転方向に固定する。右手で対象者の肘〜前腕を把持し、肩甲上腕関節を軽度外転位から水平伸展(伸展)方向と少し外旋を伴いながら操作する。その際に上腕骨に対し、若干の軸圧をかけるとよい。

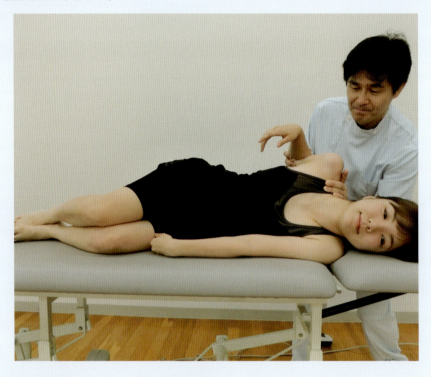

図 1-2　三角筋前部線維のストレッチング-全体像(2)

この面からの観察でわかるように、対象者の脇は閉じていない(肩甲上腕関節の内転操作ではない)。肩甲上腕関節の軽度外転位からの水平伸展(伸展)操作である。

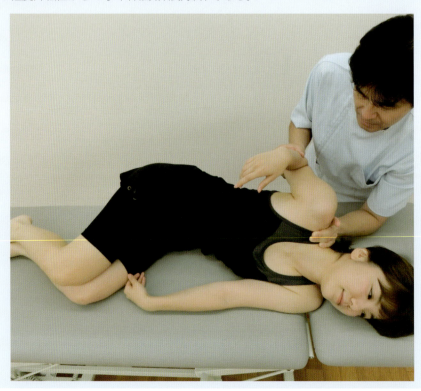

図 1-3 三角筋前部線維のストレッチング

セラピストの右手は対象者の肘〜前腕近位を把持し，肩関節を軽度外旋位にする。そのまま肩甲上腕関節を軽度外転位から水平伸展（伸展）方向へ操作し，同時に軸圧をかける。
上腕骨の長軸方向へ軸圧をかけることで，肩甲骨が上方回旋しやすくなり，肩甲上腕関節での伸展が起こりやすくなる。それによりセラピストの左手で行う肩甲骨の上方回旋方向への固定も楽に行えるようになる。

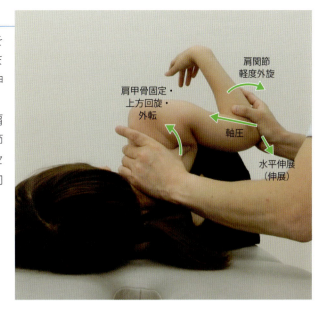

図 1-4 三角筋前部線維の固定操作

aのように肩甲骨の固定が不十分であると，肩甲上腕関節の操作により，肩甲骨が下方回旋・内転してくる。そのため肩甲骨の固定は**b**のように，左手の中指環指を上角付近背側に当て支点とし，左手母指球から母指指腹全体を棘下窩に面で当て，上方回旋・外転方向に固定する。

肩甲骨を固定するためのコツはいかに左手を肩甲骨と多くの面で接し，形態を合わせるかである。決して中指環指は握ってはいけないし，母指は指圧になってはいけない。セラピストの左手は接触面積をなるべく大きくし，対象者の肩甲骨に均等な圧をかけることが大切である。

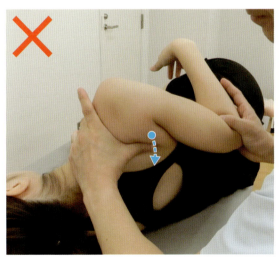

a. 肩甲骨固定不十分

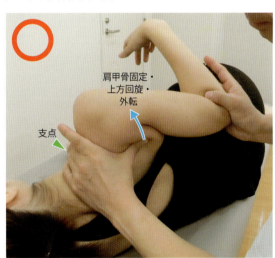

b. 肩甲骨固定

図1-5 三角筋前部線維の伸張操作（固定補助）

①セラピストの右手で対象者の上腕骨長軸方向に軸圧をかけながら操作をすると，セラピストの左手での肩甲骨固定の負担が少なくなるため，固定が楽にしっかり行える。

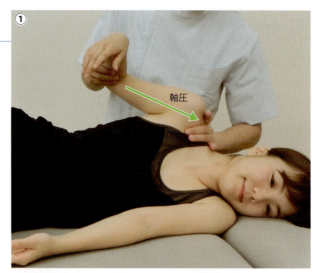

②ストレッチングの際に，対象者の肩峰の位置が元の位置か，やや挙上・上方回旋位になるよう，右手で上腕骨長軸方向に軸圧をかける。

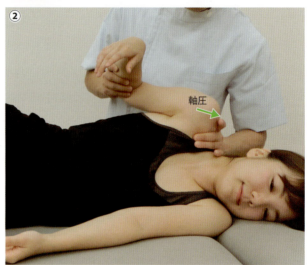

③軸圧と同時に，セラピストの右手は肩甲上腕関節の内転と軽度の外旋を行う。①のように軽度外転位から水平伸展（伸展）方向に操作するが，決して内転はしない。過剰な外旋をすると大胸筋鎖骨部の伸張になってしまうので，適度な加減が必要である。

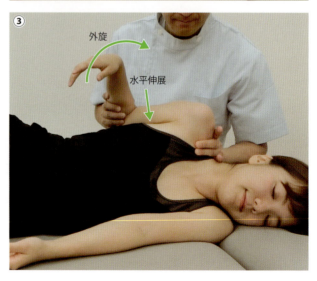

2 肩甲上腕関節の筋 2

三角筋中部線維 middle fiber of deltoid muscle

起　始	肩峰の外側縁	支配神経	腋窩神経
停　止	上腕骨中央外側の三角筋粗面	髄節レベル	C5・C6

■ テクニカルヒント

筋の走行・機能	■ 肩甲上腕関節の屈・伸軸上を通る	▶	肩甲上腕関節は屈曲伸展中間位とする
	■ 肩甲上腕関節の内・外転軸の外方を通る	▶	肩甲上腕関節の外転作用をもつ
	■ 肩甲上腕関節の内・外旋軸上を通る	▶	肩甲上腕関節は内旋外旋中間位とする
	■ 肩甲上腕関節の水平屈曲・水平伸展軸上を通る	▶	肩甲上腕関節は水平屈曲・水平伸展中間位とする
ポイント 伸張操作	■ 肩甲上腕関節の正しい内転方向はどの方向か？	▶	肩甲骨面上で内転をする
ポイント 固定操作	■ 肩甲上腕関節での肩甲骨面内転で肩甲骨はどう動くか？	▶	肩甲骨は下方回旋（内転）する

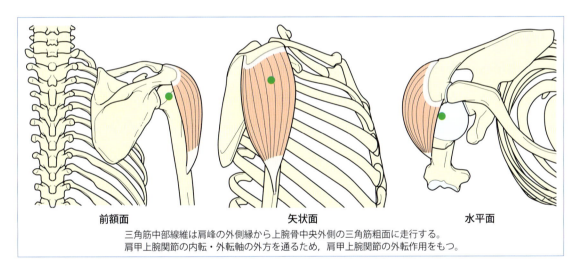

前額面　　　　　　矢状面　　　　　　水平面

三角筋中部線維は肩峰の外側縁から上腕骨中央外側の三角筋粗面に走行する。
肩甲上腕関節の内転・外転軸の外方を通るため，肩甲上腕関節の外転作用をもつ。

図 2-1　三角筋中部線維のストレッチング-全体像（1）

セラピストの左手で対象者の肩甲骨を上方回旋方向に固定する。右手は対象者の肘関節付近を把持し，軸圧をかけながら肩甲骨面上で内転し伸張する。軸圧をかける目的は，肩甲骨の下方回旋を防止し，効率よく内転するためである。

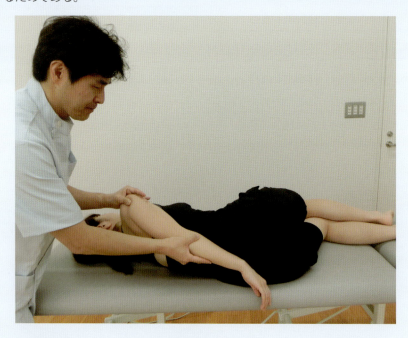

図 2-2　三角筋中部線維のストレッチング-全体像（2）

内転は基本的に肩甲骨面での内転である。そのため対象者の上肢は背中のほうへと向かって操作する。肩甲上腕関節の内旋・外旋は入れないが，中部線維の前方線維をねらうときはごくわずかな外旋，後方線維をねらうときはごくわずかな内旋を入れる。

対象者の肘が屈曲すると体幹とぶつかるため，肘を伸展位に保つ。そのためセラピストは肘関節の遠位（前腕の近位）を把持している。

セラピストの左手は対象者の肩甲骨を上方回旋方向で固定する。

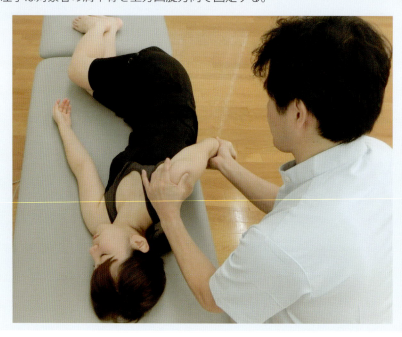

図2-3 三角筋中部線維の固定操作(1)

肩甲上腕関節の肩甲骨面内転により，肩甲骨は下方回旋してしまうため，セラピストの左手は対象者の肩甲骨を上方回旋方向に固定する。

セラピストの左手の母指と中指は対象者の肩峰を前後から挟み込み把持する。次いで左手の小指球で上角を押さえ込むように支点を作り，把持した肩峰を持ち上げるように肩甲骨を上方回旋させる。

なお，肩甲骨の固定は伸張操作開始前の肩関節外転位の時点で行う。

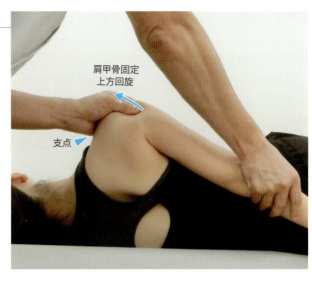

図2-4 三角筋中部線維の固定操作(2)-肩峰の把持の仕方

まず肩峰の位置と前後の幅を確認しそのサイズをイメージする(①)。そのサイズに合わせ，セラピストは左手の母指と中指をIP関節伸展位のまま，基節骨部で対象者の肩峰を前後から挟み込むように把持する(②)。その際，母指・中指の長さ全体を使い，三角筋中部線維を前後から包み込むように把持する。セラピストの母指・中指のIP関節が屈曲位になってしまうと，肩峰や筋との間に隙間ができてしまい，うまく固定ができないうえに，指尖部での圧が高くなり，疼痛を誘発する場合がある。IP関節の伸展位を保つ把持の仕方が大切である。

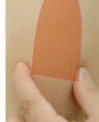
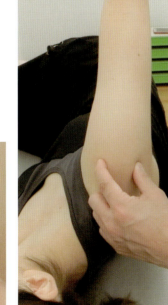
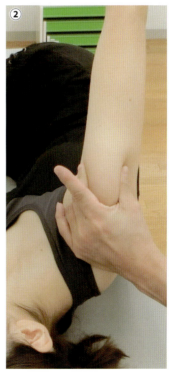
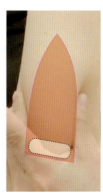

図2-5　三角筋中部線維のより臨床的なストレッチング

対象者の緊張が全体的に高すぎたり，何らかの理由により関節運動を伴うストレッチングがしづらい場合は，以下のようなリラクセーションの方法を用いるとよい。

セラピストの右手は肩甲骨の固定時と同様に肩峰側から母指・中指全体で同筋の近位半分を把持する。左手は三角筋粗面部側から母指・中指全体で同筋の遠位半分を把持する。

両手の母指・中指でしっかり三角筋中部線維全体を把持できたら，前後から徐々に圧をかけ深層組織から浮き上がらせるように捉える（①）。さらに筋腹を深層組織から浮かび上がらせるようにリフトアップする（②）。

中部線維のより前方をねらいたいときは母指側を浮き上がらせるようにし，後方をねらいたいときは中指側を浮き上がらせるようにする。

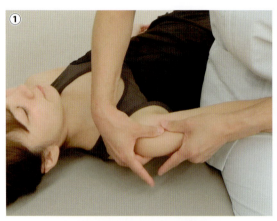
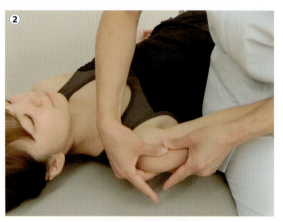
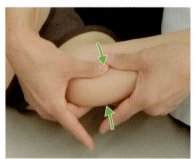
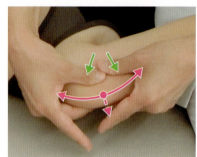

2 肩甲上腕関節の筋 3

三角筋後部線維 posterior fiber of deltoid muscle

起始	肩甲棘の下縁	支配神経	腋窩神経
停止	上腕骨中央外側の三角筋粗面	髄節レベル	C5・C6

■テクニカルヒント

筋の走行・機能	■ 肩甲上腕関節の屈・伸軸の後方を通る	▶	肩甲上腕関節の伸展作用をもつ
	■ 肩甲上腕関節の内・外転軸の内方を通る	▶	肩甲上腕関節の内転作用をもつ
	■ 肩甲上腕関節の内・外旋軸の後方を通る	▶	肩甲上腕関節の外旋作用をもつ
	■ 肩甲上腕関節の水平屈曲・水平伸展軸上を通る	▶	肩甲上腕関節の水平伸展作用をもつ
固定操作ポイント	■ 肩甲上腕関節の水平屈曲で肩甲骨はどう動くか？	▶	肩甲骨は外転・挙上・上方回旋する（肩甲骨を内転・下制・下方回旋に固定する）
伸張操作ポイント	■ 屈曲・水平屈曲・軽度内旋操作で伸張する		
	■ 内旋のしすぎは，三角筋後部線維よりも小円筋や棘下筋の伸張を優位に引き起こすので注意する		

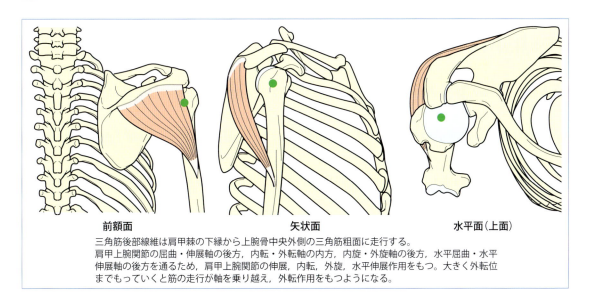

前額面　　　　　　矢状面　　　　　　水平面（上面）

三角筋後部線維は肩甲棘の下縁から上腕骨中央外側の三角筋粗面に走行する。肩甲上腕関節の屈曲・伸展軸の後方，内転・外転軸の内方，内旋・外旋軸の後方，水平屈曲・水平伸展軸の後方を通るため，肩甲上腕関節の伸展，内転，外旋，水平伸展作用をもつ。大きく外転位までもっていくと筋の走行が軸を乗り越え，外転作用をもつようになる。

図3-1 三角筋後部線維のストレッチング-全体像(1)

セラピストは左手で対象者の肩甲骨を内転・下方回旋・下制方向に固定する。右手は対象者の肘関節付近を把持し，上腕骨に対し軸圧をかけながら肩甲上腕関節の水平屈曲と屈曲，わずかな内旋を加え伸張する。

軸圧をかける目的は，肩甲骨の外転を防止し，効率よく水平屈曲するためである。

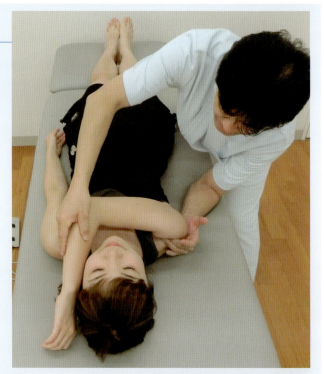

図3-2 三角筋後部線維のストレッチング-全体像(2)

肩甲上腕関節の操作は純粋な水平屈曲ではなく，内転や屈曲を伴っている。対象者の上肢が60°程度の外転位から身体の前を横切り，対角線上に操作するイメージである（時計の文字盤でいうとおよそ8時から2時の方向へ操作する）。

肩甲上腕関節の内旋をしすぎると，棘下筋や小円筋が優位に伸張されるため，適度な内旋に留める。その際は，固定している左手や視覚的情報，右手でのエンドフィールで微調整する。

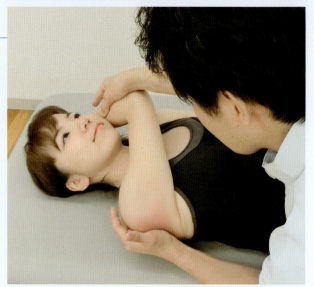

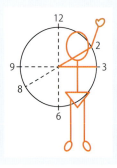

図3-3 三角筋後部線維の固定操作（1）

肩甲骨の固定操作は肩甲骨の代償運動が始まってからでは遅い。そのため，肩甲上腕関節操作の前段階で（肩甲骨が動き出す前に）肩甲骨を固定しなければならない。

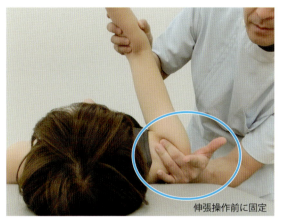
伸張操作前に固定

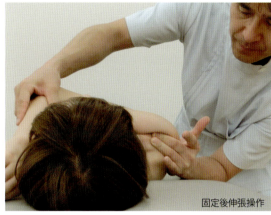
固定後伸張操作

図3-4 三角筋後部線維の固定操作（2）

肩甲骨の固定がないと可動域が大きくなる。一見伸張されているように見えるが，後部線維の伸張感は得られない（①）。肩甲骨の固定ができていると可動域は小さくなるが，後部線維は十分に伸張される（②）。

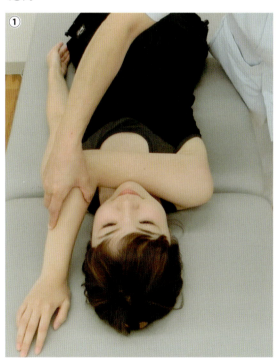
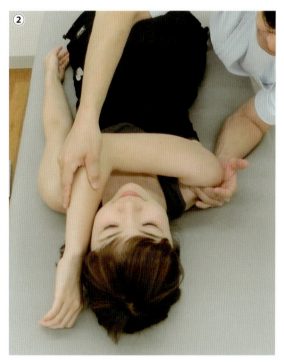

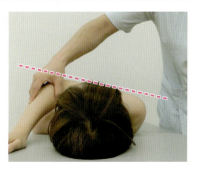
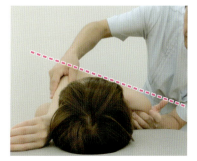

図 3-5 三角筋後部線維の固定操作（3）

セラピストの左手中指の指腹を対象者の鎖骨遠位端に当てる。次いでセラピストの左手小指球を対象者の肩甲棘〜棘下窩に当てて挟み込む。セラピストが中指で鎖骨遠位端に当てている部分を支点とし（①），小指球の部分で肩甲骨を内転方向に固定操作する（②）。

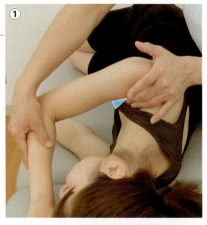
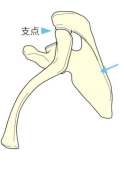

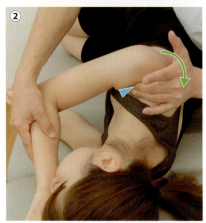
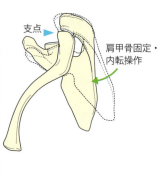

後方から観察すると，セラピストによる内転方向への固定は同時に下制と下方回旋方向への固定にもなっている。

鎖骨遠位端での固定時における支点形成は，鎖骨遠位端上方から中指を当てることで，挙上および上方回旋を止めている（①'）。また小指球での肩甲骨内転（外転防止）操作は上方回旋防止（下方回旋誘導）の操作になっている（②'）。

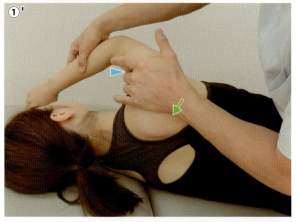

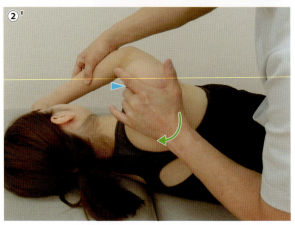

図3-6　三角筋後部線維の伸張操作（1）

セラピストの右手は対象者の肘関節付近を把持し，上腕骨に対し軸圧をかけながら肩甲上腕関節の水平屈曲と屈曲，わずかな内旋をかけ伸張する。軸圧をかける目的は，肩甲骨の外転を防止し，効率よく水平屈曲するためである。

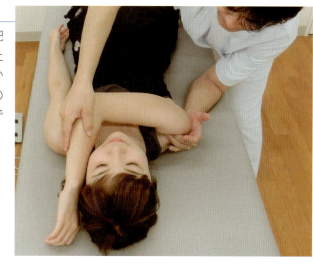

図3-6　三角筋後部線維の伸張操作（2）

肩甲上腕関節の操作は純粋な水平屈曲ではなく，内転や屈曲を伴っている。対象者の上肢が60°程度の外転位から身体の前を横切り，対角線上に操作するイメージである（時計の文字盤でいうとおよそ8時から2時の方向へ操作）。

肩甲上腕関節の内旋をしすぎると，棘下筋や小円筋が優位に伸張されるため，適度な内旋に留める。その際は，固定している左手や視覚的情報，右手でのエンドフィールで微調整する。

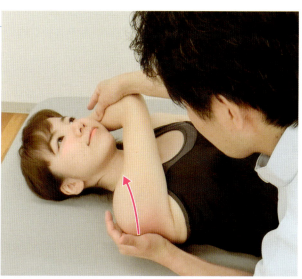

2 肩甲上腕関節の筋 4

大胸筋鎖骨部線維 clavicular fiber of pectoralis major muscle

起　始	鎖骨内側1/2前面	支配神経	胸筋神経
停　止	上腕骨大結節稜	髄節レベル	C5〜T1

■ テクニカルヒント

筋の走行・機能	■鎖骨から起始している	▶	鎖骨の固定が必要である
	■肩関節の内・外転により筋が運動軸を乗り越える	▶	ねらった線維が内・外転軸上を走行したときが最も伸張位となる
	■肩関節の内・外旋軸の前方を通る	▶	肩関節の内旋作用をもつ
	■肩関節の水平屈曲・伸展軸の前方を通る	▶	肩関節の水平屈曲作用をもつ
	■肩関節の屈曲・伸展軸の前方を通る	▶	肩関節の屈曲作用をもつ
固定操作ポイント	■肩甲上腕関節の水平伸展で肩甲骨はどう動くか？	▶	鎖骨の伸展とともに肩甲骨を内転する（肩甲骨を外転方向に固定する）
	■鎖骨の固定はどう行うか？	▶	鎖骨を固定しつつ棘鎖角を止める
伸張操作ポイント	■肩関節の内・外転の程度をどう決めるか？	▶	触診して最も伸張する肢位で行う。肩の外転45°〜70°くらいを目安にするとよい
	■肩甲上腕関節の外転・外旋位を伸張位で保持したら，最後に水平伸展で伸張する		

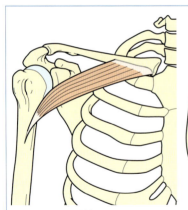
前額面

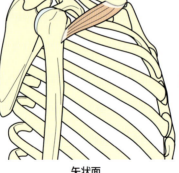
矢状面

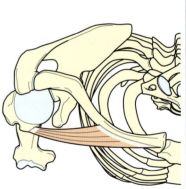
水平面（上面）

大胸筋鎖骨部線維は鎖骨内側1/2前面から上腕骨大結節稜に走行する。肩関節の45°〜70°外転位くらいで肩甲上腕関節における内転・外転軸を乗り越える。また，肩甲上腕関節の内旋・外旋軸の前方，水平屈曲・水平伸展軸の前方，屈曲・伸展軸の前方を通るため，肩甲上腕関節の内旋，水平屈曲，屈曲作用をもつ。鎖骨から起始しているため，鎖骨を固定する。

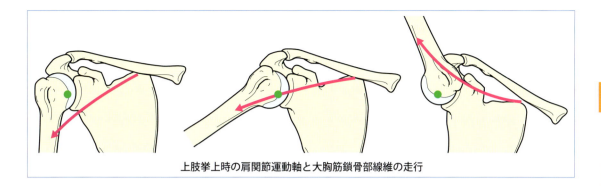

上肢挙上時の肩関節運動軸と大胸筋鎖骨部線維の走行

図4-1　大胸筋鎖骨部線維のストレッチング-全体像（1）

肩関節の外旋操作は片手で行う．操作手（右手）は肘関節付近で操作する．前腕近位部内側に母指を，外側に中指・環指を当てて，肩関節を外旋させる．

最も伸張位が得られる外転位を触診にて確認し，伸張操作では肩の外転・外旋位を維持したまま，水平伸展させる．

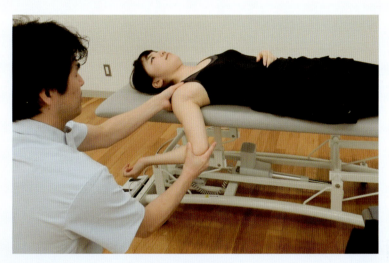

図4-2　大胸筋鎖骨部線維のストレッチング-全体像（2）

水平伸展の際に，肩甲帯の後退（肩甲骨の内転，鎖骨の伸展）防止のための固定が必要である．固定手（左手）の母指で起始部である鎖骨の下制を，中指・環指で肩甲骨の後退・内転を防止する．

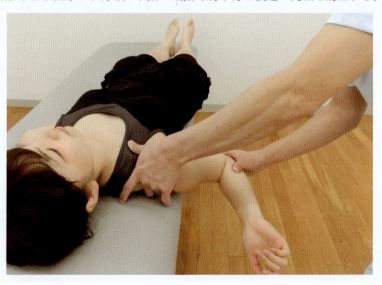

図 4-3　大胸筋鎖骨部線維のストレッチング：前段階

ストレッチング操作の前段階でいかに伸張位を作っておくかが大切である。技術的には操作手1本で肩を外旋位に操作し，保持できるかどうかがポイントである。
固定手（左手）の母指は鎖骨の下制を防止するために，極力，起始に近い部分に置くようにする。肩甲骨はしっかりベッドに載せた状態とし，ベッドでも固定を図る。

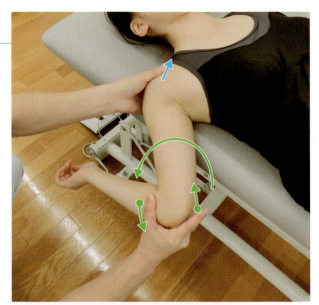

図 4-4　大胸筋鎖骨部線維の固定操作（1）

大胸筋鎖骨部線維の固定は，前方から鎖骨下方と後方から肩峰〜肩甲棘外側にかけて行う。母指を鎖骨前面下方に当て，鎖骨の下制を防止する。

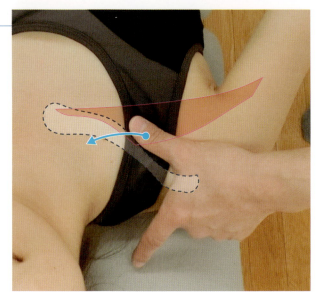

図 4-5　大胸筋鎖骨部線維の固定操作（2）

中指と環指を肩峰〜肩甲棘外側に後方から当て，前方に向けて固定し，肩甲骨の内転を防止する。鎖骨前面下部に置いた母指は中指・環指で固定の支点にもなる。

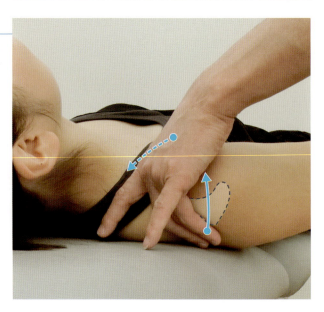

図 4-6　大胸筋鎖骨部線維の伸張準備（1）

エンドフィールを感じながら，無理のない範囲で水平伸展・外旋位に保持しておく。

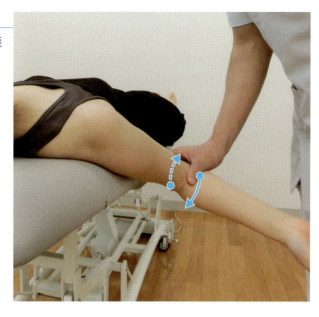

図 4-7　大胸筋鎖骨部線維の伸張準備（2）

外旋位のまま，肩関節の内・外転を行い（❶），大胸筋鎖骨部線維が最も緊張する外転角度を確認する（❷）。

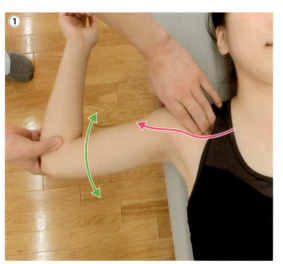
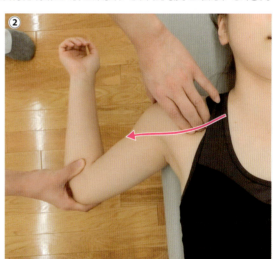

図 4-8　大胸筋鎖骨部線維の伸張準備（3）

肩関節の外旋を片手で行いたいため，肘関節付近で操作する。前腕近位部内側に母指を，外側に中指・環指を当てて，肩関節を外旋させる。

前腕を持って回すのではなく，母指と中指・環指が違う位置で別方向のベクトルを加える。肩関節外旋でのエンドフィールを感じたら，内旋してこないようにしっかり保持する。

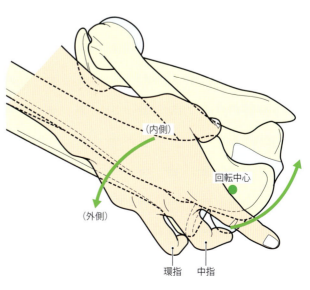

図4-9 大胸筋鎖骨部線維の伸張操作

伸張準備ができたところで，最後は肩関節の水平伸展操作を行う．その際に肩関節の外旋固定が緩んだり，固定部が動かないように注意する．

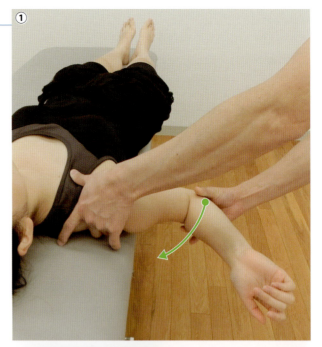

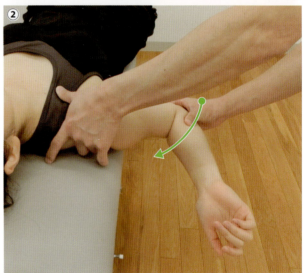

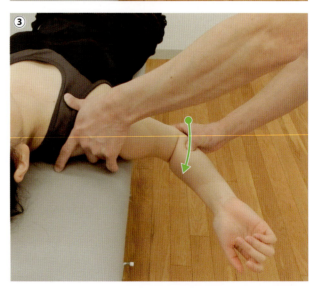

2 肩甲上腕関節の筋 5

大胸筋胸肋部線維 sternocostal fiber of pectoralis major muscle

起始	胸骨膜，第2～第6肋軟骨	支配神経	胸筋神経
停止	上腕骨大結節稜	髄節レベル	C5～T1

■ テクニカルヒント

筋の走行・機能

■ 胸骨・肋骨から起始している	▶ 起始を反対側へと回旋する
■ 肩関節の内・外転により運動軸を乗り越える	▶ ねらった線維が内・外転軸上を走行したときが最も伸張位となる
■ 肩関節の内・外旋軸の前方を通る	▶ 肩関節の**内旋**作用をもつ
■ 肩関節の水平屈曲・伸展軸の前方を通る	▶ 肩関節の**水平屈曲**作用をもつ
■ 肩関節の屈曲・伸展軸の前方を通る	▶ 肩関節の**屈曲**作用をもつ

固定操作ポイント

■ 起始の固定はどう行うか？	▶ 伸張する側の下肢を反対側へとクロスオーバーし体幹を回旋する

伸張操作ポイント

■ 肩関節の内・外転の程度をどう決めるか？	▶ 触診して最も伸張する肢位で行う。肩の外転90°～120°くらいを目安にするとよい
■ 肩関節の前方脱臼防止のためにどう配慮するか？	▶ 腋窩部で前下方から上腕骨頭を止めておく

■ ねらった線維が伸張しやすい肩甲上腕関節での外転・外旋・水平伸展位を決めたら，肩甲胸郭関節で操作し伸張させる。肩甲上腕関節は角度変化が起こらないよう肩甲胸郭関節の動きに追随させる

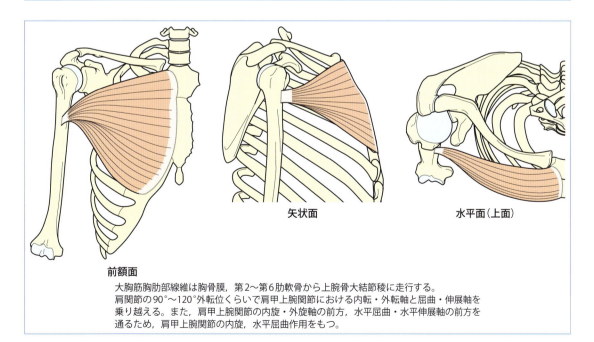

矢状面　　水平面（上面）

前額面

大胸筋胸肋部線維は胸骨膜，第2～第6肋軟骨から上腕骨大結節稜に走行する。肩関節の90°～120°外転位くらいで肩甲上腕関節における内転・外転軸と屈曲・伸展軸を乗り越える。また，肩甲上腕関節の内旋・外旋軸の前方，水平屈曲・水平伸展軸の前方を通るため，肩甲上腕関節の内旋，水平屈曲作用をもつ。

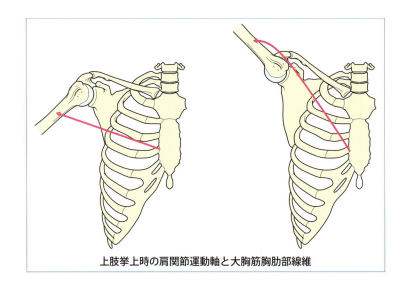

上肢挙上時の肩関節運動軸と大胸筋胸肋部線維

図5-1 大胸筋胸肋部線維のストレッチング-全体像(1)

側臥位をとる。写真のように，上にした同側（右）下肢を屈曲位とし，対象者自身が手で膝を固定する。同側上肢は水平伸展し開く。外旋操作はセラピストの左手で行い，前方脱臼予防を右手は行う。

まず肩関節を90°くらいに外転位におく。セラピストは前腕近位部を左手で操作し，肩関節を外旋位に保持する。ねらった線維が最も伸張位になる肢位を探し，外転角度を調節する。

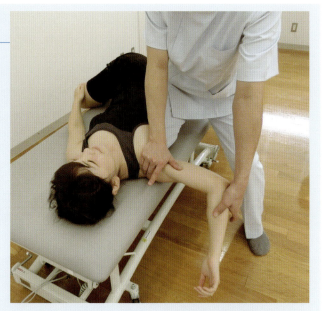

図5-2 大胸筋胸肋部線維のストレッチング-全体像(2)

次に上腕骨頭の前方脱臼を防止するために，セラピストは右手で腋窩部を前方より押さえ，骨頭の前方変位をブロックする。両手の位置関係を維持したまま，牽引方向に合わせるように肩甲胸郭関節とともに水平伸展を加え，ストレッチングを行う。

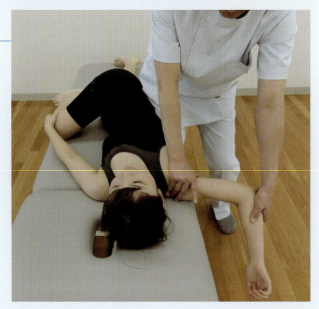

図5-3　大胸筋胸肋部線維の伸張操作

リロケーションテスト（relocation test，肩甲上腕関節の前方不安定性をチェックするテスト）のように，右手の小指球で前方より上腕骨頭の前方変位を防ぐ（❶）。外転位は大胸筋の鎖骨部線維と同様に，触診にて最も伸張感の得られる角度を判断する。

左手で前腕の近位を操作し，外旋位を保持する（❷）。外転角度・外旋角度を維持したまま，対象者の右上肢を上腕骨長軸方向にトラクションをかけつつ前胸部を伸ばす。

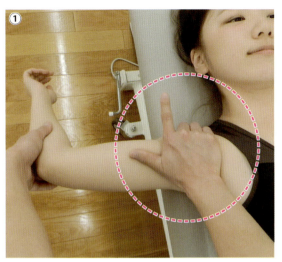
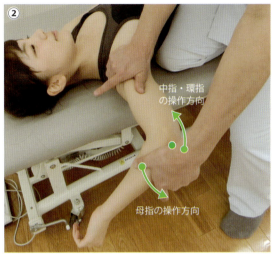

中指・環指の操作方向

母指の操作方向

図5-4　大胸筋胸肋部線維のストレッチング：開始肢位

右側を上にした側臥位をとる。同側（右）下肢の股関節と膝関節を屈曲位とする。対象者自身がもう一方の手で膝あたりを固定し，伸張時に膝が浮いてこないようにする。対象者はそのまま上体を右後方に回旋させた肢位を開始肢位とする。次の伸張操作のために右上肢は水平伸展する。

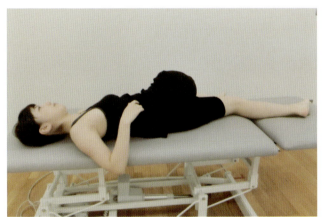
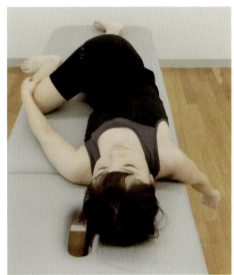

図 5-5　下肢による体幹固定の注意事項

大腿部で下部胸椎以下を固定する。この肢位をとる目的は，起始である胸骨や肋骨がストレッチング操作に伴い回旋してこないようにするためである。

ただし，肩甲骨を固定して肩甲上腕関節のみでストレッチングしてしまうと障害の原因となる。上肢に加えるストレッチング操作は，肩甲胸郭関節などを含めた肩関節複合体として一塊として動かすため，大腿で体幹を固定する範囲は肩甲骨の下角にかかる手前とする。

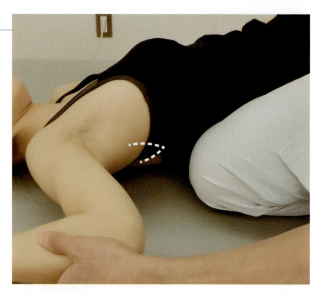

図 5-6　大胸筋胸肋部線維のストレッチング：外転肢位の決定

前腕の操作で肩関節を外旋位に保ったまま，外転角度を調節する。その際に右手で伸張したい線維を触診し，最も伸張感を感じる外転肢位を調節しながら確認する（①）。角度が決定したらその位置を開始肢位とする（②）。

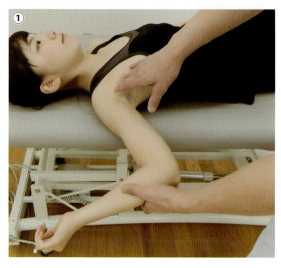 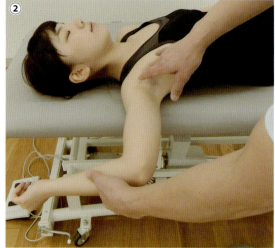

図5-7　大胸筋胸肋部線維の伸張操作

対象者の痛みの表情などに十分注意を払いながら，開始肢位の外転・外旋位を維持して，両手で水平伸展していく。過去に脱臼歴があれば十分に気をつける。反復性肩関節脱臼などがあるようなら実施しない。

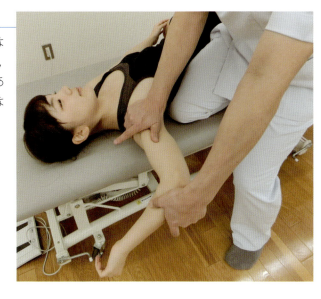

図5-8　大胸筋胸肋部線維の伸張操作（詳細）

伸張操作をする際は，骨頭の前方変位を防止している側の手を中心に操作する意識をもつ（①）。前腕側の手を主にしてしまうと脱臼のリスクが高くなるためである。

伸張方向は水平伸展であるが，上腕長軸方向にトラクションをかけるように誘導すると，より伸張感が得られやすい（②）。

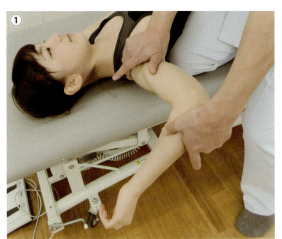
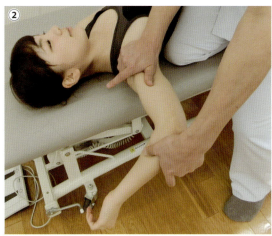
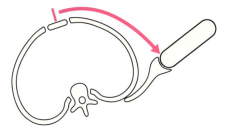
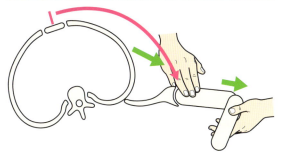

2 肩甲上腕関節の筋 6

大胸筋腹部線維 abdominal fiber of pectoralis major muscle

起　始	腹直筋鞘最上部の前葉	支配神経	胸筋神経
停　止	上腕骨大結節稜	髄節レベル	C5〜T1

■ テクニカルヒント

筋の走行・機能	■ 胸骨・肋骨から起始している	▶	起始を反対側へと回旋する
	■ 肩関節の内・外転により軸を乗り越える	▶	ねらった線維が内・外転軸上を走行したときが最も伸張位となる
	■ 肩関節の内・外旋軸の前方を通る	▶	肩関節の内旋作用をもつ
	■ 肩関節の水平屈曲・伸展軸の前方を通る	▶	肩関節の水平屈曲作用をもつ
	■ 肩関節の屈曲・伸展軸の前方を通る	▶	肩関節の屈曲作用（肩甲上腕関節の屈曲位からは伸張作用）をもつ
固定操作ポイント	■ 起始の固定はどう行うか？	▶	伸張する側の下肢を反対側へとクロスオーバーし体幹を回旋する
伸張操作ポイント	■ 肩関節の内・外転の程度をどう決めるか？	▶	触診して最も伸張する肢位で行う。肩のゼロポジションくらいを目安にするとよい
	■ 肩関節の前方脱臼防止のためにどう配慮するか？	▶	腋窩部で前方から上腕骨頭を止めておく
	■ ねらった線維が伸張しやすい肩甲上腕関節での外転・外旋・水平伸展位を決めたら，肩甲胸郭関節で操作し伸張させる。肩甲上腕関節は角度変化が起こらないよう肩甲胸郭関節の動きに追随させる		

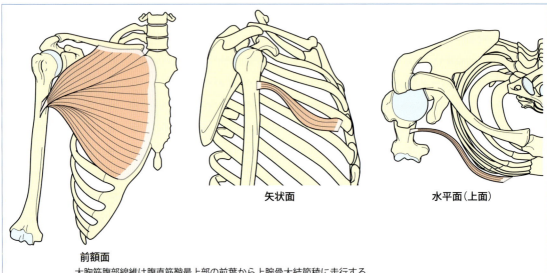

前額面　　　　　　　　　　矢状面　　　　　　　　水平面（上面）

大胸筋腹部線維は腹直筋鞘最上部の前葉から上腕骨大結節稜に走行する。
肩甲上腕関節における屈曲・伸展軸の下方，内転・外転軸の下方，内旋・外旋軸の前方，水平屈曲・水平伸展軸の前方を通るため，肩甲上腕関節の屈曲，内転，内旋，水平屈曲作用をもつ。
ただし肩甲上腕関節の屈曲位からは伸張作用をもつ。

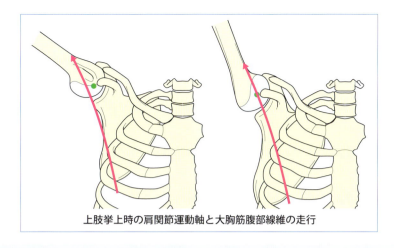

上肢挙上時の肩関節運動軸と大胸筋腹部線維の走行

図6-1 大胸筋腹部線維のストレッチング-全体像

対象者は側臥位をとる。写真のように，上にした同側(右)下肢を屈曲位とし，対象者自身が手で膝を固定する。同側上肢は肩関節をゼロポジションとしてから，肩の屈曲・水平伸展し胸を開く。
セラピストは肩関節の外旋・屈曲操作と骨頭前方変位の予防を左手で行う。右手で腹直筋と肋骨下部前面を固定する。

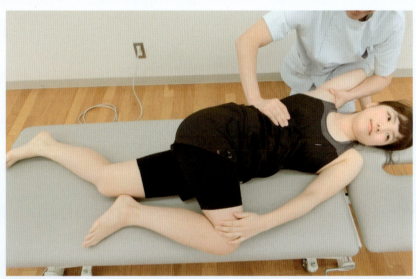

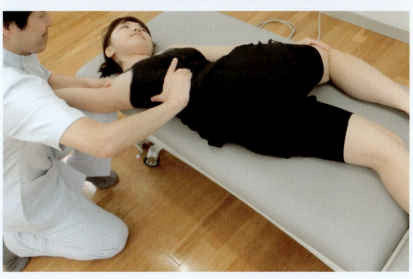

図6-2　大胸筋腹部線維の固定操作

セラピストは対象者の肩関節を外転外旋位としてから（❶），肘の位置を高くすることで肩関節をゼロポジションとする（❷）。そのまま見かけ上の外旋位をとったら（❸），セラピストは自分の左前腕と左大腿部の間で対象者の前腕を挟み固定する（❹）。

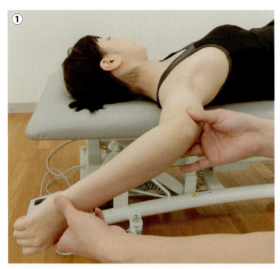
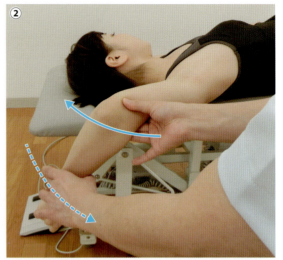
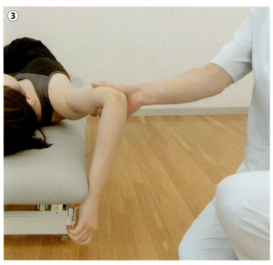
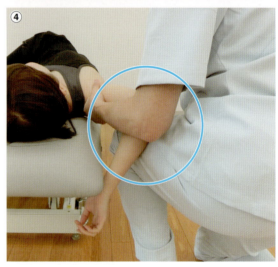

図6-3　大胸筋腹部線維の脱臼防止操作

通常の外転・外旋位ほどではないが，この肢位でも脱臼の危険性はある。そのため，セラピストは対象者の肩関節を前方より母指基節骨部〜母指球で圧迫する。
その際，後方へと押しつけるのではなく，上腕骨頭の前方変位をブロックする要領で置くようにする。

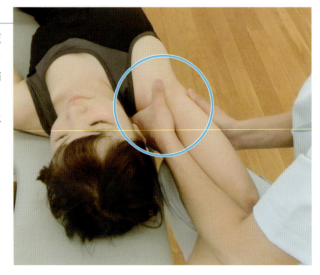

図6-4　大胸筋腹部線維の伸張準備

対象者は伸張側の下肢を反対側へとクロスオーバーし，反対側に腰をひねる。これは起始部である腹直筋鞘最上部の前葉を遠ざけるためである。その状態を保つために，対象者は自分の手で膝を押さえ固定する。
セラピストは大胸筋腹部線維の伸張方向をイメージし（→），両手（固定で使っているセラピストの左下肢を含む）で伸張方向に操作する。

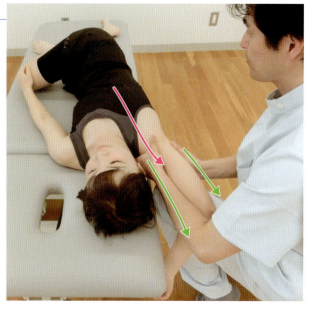

図6-5　大胸筋腹部線維の伸張操作

起始である腹直筋鞘最上部の前葉をさらに遠ざけるよう，セラピストは右手で対象者の右肋骨部を反対側に回旋させるように操作する。

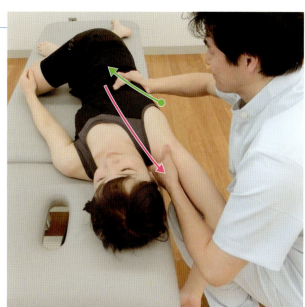

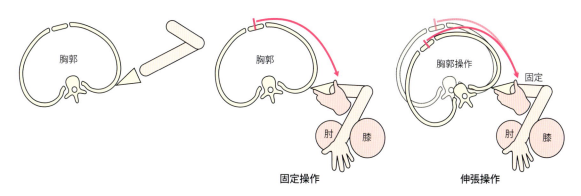

2 肩甲上腕関節の筋 7

棘上筋 supraspinatus muscle

起　始	肩甲骨棘上窩	支配神経	肩甲上神経
停　止	上腕骨大結節の上面（superior facet）	髄節レベル	C5・C6

■ テクニカルヒント

筋の走行・機能	■ 肩甲上腕関節の内・外旋軸の前方を通る線維（前方線維）と後方を通る線維（後方線維）がある	▶ 前方を通る線維は**内旋**作用をもつ 後方を通る線維は**外旋**作用をもつ
	■ 肩甲上腕関節の内・外転軸の上方を通る	▶ 肩関節の**外転**作用をもつ
固定操作ポイント	■ 肩甲上腕関節の内転により肩甲骨は下方回旋しやすい	▶ 肩甲骨を上方回旋方向に固定する
伸張操作ポイント	■ 前方線維の伸張の際は，肩甲上腕関節の外旋を伴う内転操作をする ■ 後方線維の伸張の際は，肩甲上腕関節の内旋を伴う内転操作をする ■ 上腕骨内転操作の際は上腕骨に軸圧をかけることで，肩甲骨の下方回旋を防止可能である	

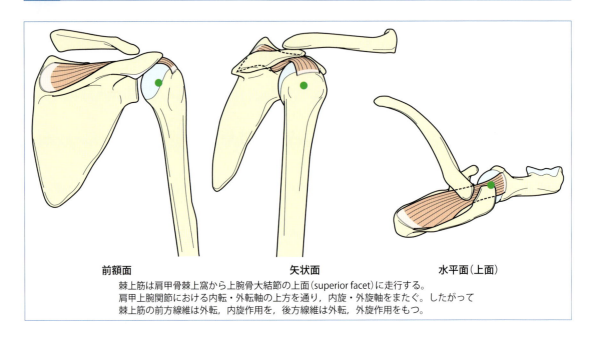

前額面　　　　　　　　　矢状面　　　　　　　　水平面（上面）

棘上筋は肩甲骨棘上窩から上腕骨大結節の上面（superior facet）に走行する。肩甲上腕関節における内転・外転軸の上方を通り，内旋・外旋軸をまたぐ。したがって棘上筋の前方線維は外転，内旋作用を，後方線維は外転，外旋作用をもつ。

図7-1　棘上筋前方線維のストレッチング-全体像（1）

セラピストは左手で対象者の肩甲骨が内転（肩甲帯の伸展）しないよう肩峰・肩甲棘外側をブロックすると同時に，必要に応じて棘上筋前方線維の筋腹を徒手的に固定する（セラピストの中指と環指）。
右手で上腕骨遠位を把持し，肩甲上腕関節での外旋をすると同時に，肩甲骨面での内転操作を行う。

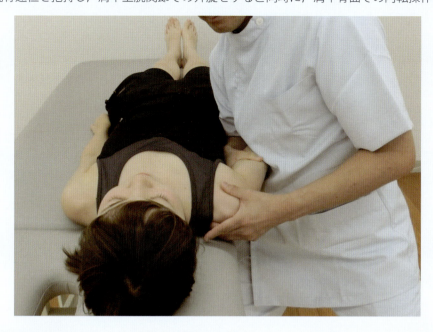

図7-2　棘上筋前方線維のストレッチング-全体像（2）

肩甲上腕関節の内転操作の際に対象者の肩甲骨が下制・下方回旋してしまうと，棘上筋の伸張が不十分となる。そのためセラピストは上腕骨長軸方向に軸圧をかける操作を加えながら内転操作を行う。それにより肩甲骨は上方回旋位をキープしやすく，十分な内転運動を行うことができる。

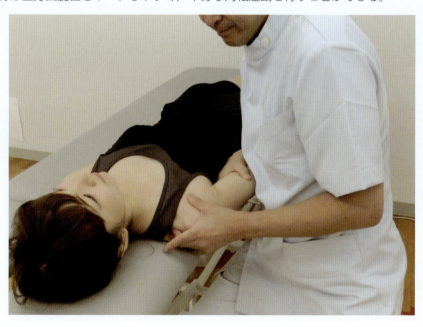

図7-3　棘上筋前方線維の固定操作

セラピストによる対象者への上腕骨（肩甲上腕関節）の外旋操作により，対象者の肩甲骨は内転方向に動きやすい。そのためセラピストは対象者の肩甲棘外側〜肩峰を左手の小指あたりでブロックする。
肩関節を内転しても十分に伸張感が得られない場合は，セラピストは左手の中指・環指を用い，対象者の棘上筋前方線維の筋腹を近位方向に移動させるよう固定してから伸張操作するとよい。

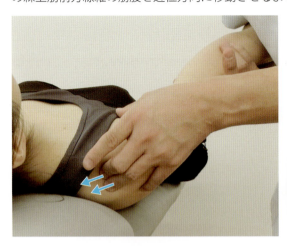 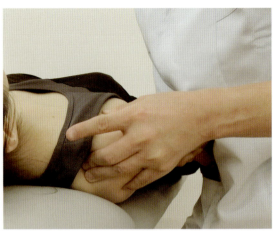

図7-4　棘上筋前方線維の伸張操作（1）

棘上筋前方線維のストレッチングをする際の内転操作は，前額面上の動きではなく，肩甲骨面上での内転である。開始肢位は肩甲上腕関節が肩甲骨面上45°挙上位とし（**a**），そこから肩甲骨面での内転操作をする。
内転方向は単純に体側ではなく，ベッドと体幹の間，つまり肩甲骨に向かうように内転することが大切である（**b**）。

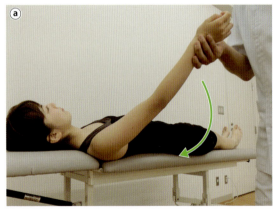 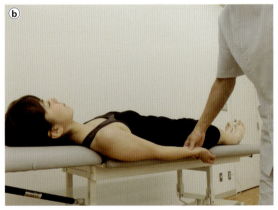

a. 開始肢位　　　　　　　　　　　　b. 肩甲骨面での内転肢位

図7-5 棘上筋前方線維の伸張操作(2)

セラピストが対象者に行う伸張操作は，肩甲上腕関節の外旋・肩甲骨面内転および上腕骨長軸方向への軸圧操作である。

まず，開始肢位である肩甲骨面挙上45°で，セラピストは対象者の上腕骨遠位に対し把持している右手で，肩甲上腕関節での外旋を操作する(①)。十分に外旋位をとらせたら，対象者の肩甲上腕関節の内転操作を行う。

その際に気をつけることが2点ある。1つは肩甲骨面内転をしっかり行うように操作することである。セラピストは右手で対象者の上肢を操作するが，安定して把持するために対象者の右前腕遠位から手の部分をセラピストの脇で挟み保持しておく必要がある。その状態でセラピストが正しく誘導するためには，対象者の肩甲上腕関節が肩甲骨面外転位にあるときのセラピスト重心位置は高く，肩甲骨面内転位では低くなる。写真ではセラピストは①〜②にかけて，スクワットをするような動きになっている。

もう1つは対象者の肩甲上腕関節の肩甲骨面内転をする際に，肩甲骨が下方回旋してしまいやすいことである。肩甲骨が下方回旋してしまうと，肩甲上腕関節での肩甲骨面内転が不十分となるため，セラピストは対象者の上腕骨に軸圧をかけることで，肩甲骨の下方回旋を防止する。

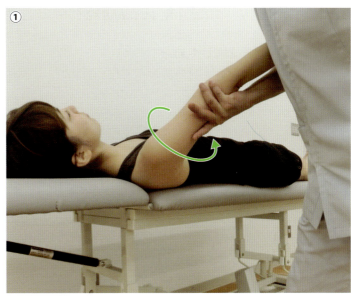

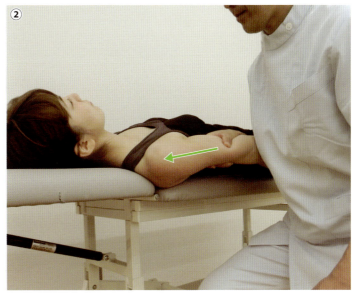

図7-6 棘上筋前方線維の伸張操作(3):外旋

肩甲上腕関節での外旋操作では,セラピストは外旋操作がしっかりできていると思っていても,不十分である場合が多い。

外旋操作をする際にセラピストは,把持の段階からしっかり右上肢の前腕を回外位にして,対象者の上腕遠位部の後面から外側にかけて把持し,その後の外旋運動を行いやすい位置からスタートするよう心がける(❶)。次いでセラピストは右前腕を十分に回内して,対象者の上腕骨を肩甲上腕関節の外旋方向に操作する(❷)。

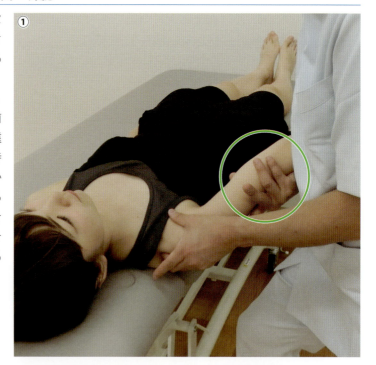

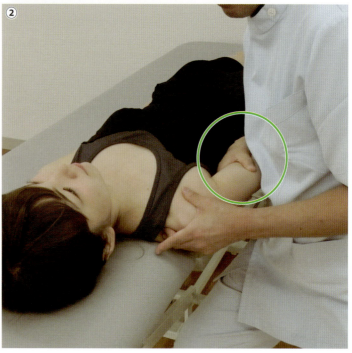

図7-7　棘上筋後方線維のストレッチング - 全体像（1）

セラピストは右手で上腕骨遠位を把持し，肩甲上腕関節での内旋をすると同時に，肩甲骨面での内転操作を行う。左手は対象者の肩甲骨が外転しないよう肩を前方から左母指球でブロックする。その際に必要に応じて，棘上筋後方線維の筋腹を徒手的に固定する（セラピストの中指・環指）。

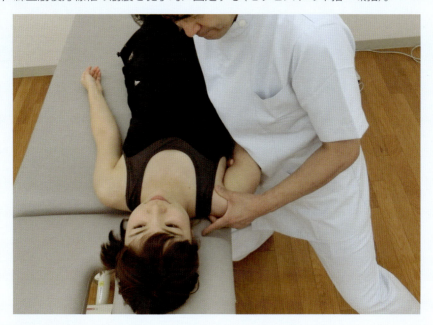

図7-8　棘上筋後方線維のストレッチング - 全体像（2）

肩甲上腕関節の内転操作の際に対象者の肩甲骨が下制・下方回旋してしまうと，棘上筋の伸張が不十分となる。そのためセラピストは上腕骨長軸方向に軸圧をかける操作を加えながら内転操作を行う。それにより肩甲骨は上方回旋位をキープしやすく，十分な内転運動を行うことができる。

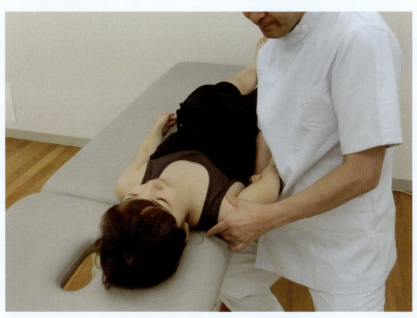

図7-9　棘上筋後方線維の筋腹操作（固定）

セラピストによる対象者への上腕骨（肩甲上腕関節）の内旋操作により，対象者の肩甲骨は外転方向に動きやすい。そのためセラピストは対象者の肩前方を左手の母指球でブロックする。
肩関節を内転しても十分に伸張感が得られない場合は，セラピストは左手の中指・環指を用い，対象者の棘上筋後方線維の筋腹を近位方向に移動させるよう固定してから伸張操作する。

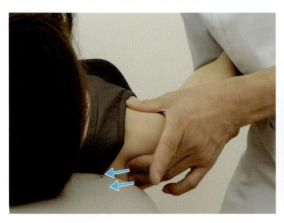
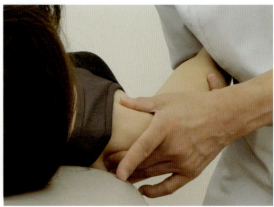

図7-10　棘上筋後方線維の伸張操作

肩甲上腕関節での内旋操作では，セラピストは内旋操作がしっかりできていると思っていても，不十分である場合が多い。
内旋操作をする際にセラピストは，把持の段階からしっかり右上肢の前腕を回内位にして，対象者の上腕遠位部の前面を把持し，その後の内旋運動を行いやすい位置からスタートするよう心がける（①）。次いでセラピストは右前腕を十分に回外して，対象者の上腕骨を肩甲上腕関節の内旋方向に操作する。

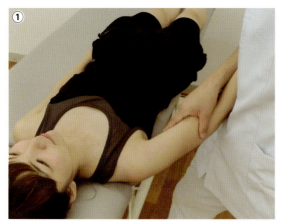
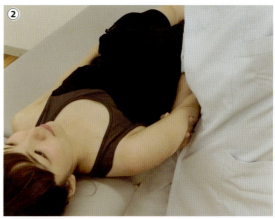
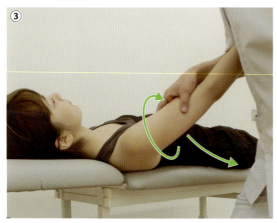
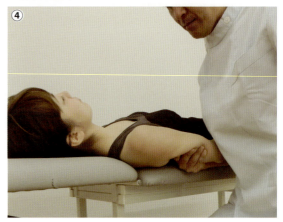

図7-11　棘上筋後方線維の固定操作（1）

棘上筋前方線維と同様にストレッチングをする際の内転操作は，前額面上の動きではなく，肩甲骨面上での内転である。開始肢位を肩甲上腕関節が肩甲骨面上45°挙上位とし（①），そこから肩甲骨面での内転操作をする。

内転方向は単純に体側ではなく，ベッドと体幹の間，つまり肩甲骨に向かうように内転することが大切である（②）。

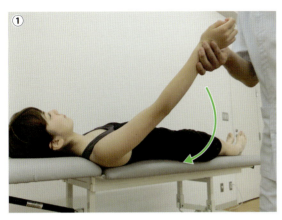
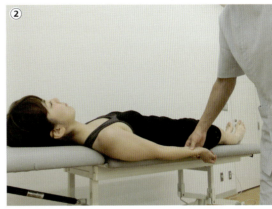

図7-12　棘上筋後方線維の固定操作（2）

棘上筋前方線維と同様に，ストレッチングをする際の内転操作は肩甲骨の下方回旋運動を誘発しやすく，肩甲上腕関節での内転域が不十分となりやすい。肩甲骨の下方回旋防止のために，上腕骨を長軸方向に軸圧をかけながら内転操作を行う。写真②②'のように内転時にむしろ肩甲骨が挙上・上方回旋しているくらいで構わない。

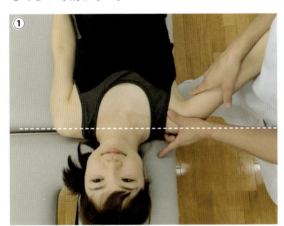
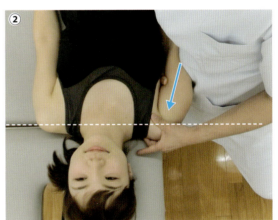
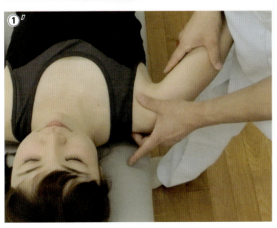
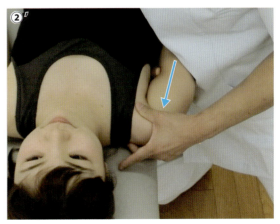

2 肩甲上腕関節の筋 8

棘下筋 infraspinatus muscle

起始	肩甲骨棘下窩	支配神経	肩甲上神経
停止	上腕骨大結節の中面（middle facet）	髄節レベル	C5・C6

■ テクニカルヒント

筋の走行・機能
- 肩甲上腕関節の内・外旋軸の後方を通る ▶ 肩関節の**外旋**作用をもつ
- 肩甲上腕関節の内・外転軸の上方を通る線維（上方線維）と下方を通る線維（下方線維）がある ▶ 上方線維は**外転**作用をもつ
- ▶ 下方線維は**内転**作用をもつ

固定操作ポイント
- 上方線維に対する肩甲上腕関節の内転操作により肩甲骨が下方回旋しやすい ▶ 上方線維の筋腹および肩甲骨を上方回旋方向に固定する
- 下方線維に対する肩甲上腕関節の外転操作により肩甲骨が上方回旋しやすい ▶ 下方線維の筋腹および肩甲骨を下方回旋方向に固定する

伸張操作ポイント
- 上腕骨を内旋方向に操作する際は，きれいな軸回旋を意識する
- 上方線維の伸張の際は，肩甲上腕関節の外旋を伴う肩甲骨面内転操作をする
- 肩甲上腕関節の内転操作の際は，上腕骨に軸圧をかけることで，肩甲骨の下方回旋を防止可能である
- 下方線維の伸張の際は，肩甲上腕関節の内旋を伴う肩甲骨面外転操作をする

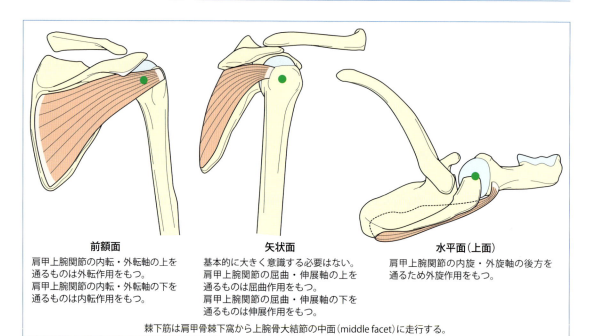

前額面
肩甲上腕関節の内転・外転軸の上を通るものは外転作用をもつ。
肩甲上腕関節の内転・外転軸の下を通るものは内転作用をもつ。

矢状面
基本的に大きく意識する必要はない。
肩甲上腕関節の屈曲・伸展軸の上を通るものは屈曲作用をもつ。
肩甲上腕関節の屈曲・伸展軸の下を通るものは伸展作用をもつ。

水平面（上面）
肩甲上腕関節の内旋・外旋軸の後方を通るため外旋作用をもつ。

棘下筋は肩甲骨棘下窩から上腕骨大結節の中面（middle facet）に走行する。

図8-1　棘下筋上方線維のストレッチング - 全体像（1）

セラピストは右手で上腕骨遠位を把持する。肩甲上腕関節で内旋すると同時に，肩甲骨面での内転操作を行う。左手は対象者の肩甲骨が外転しないように，前方から左母指球でブロックする。左手の中指環指は対象者の大結節後面を内旋方向に操作する。

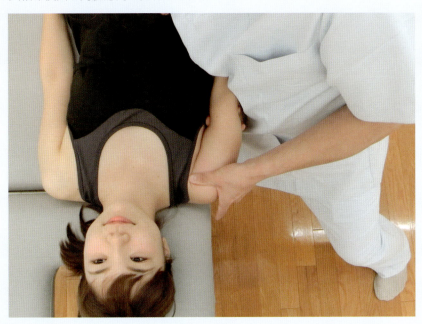

図8-2　棘下筋上方線維のストレッチング - 全体像（2）

肩甲上腕関節の内転操作の際に対象者の肩甲骨が下制・下方回旋してしまわないよう，セラピストは上腕骨長軸方向に軸圧をかける操作を加えながら内転操作を行う。それにより肩甲骨は上方回旋位をキープしやすく，肩甲上腕関節の内転運動による伸張を加えやすい。

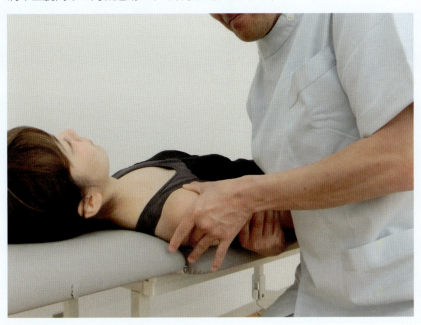

図8-3 棘下筋上方線維のストレッチング－上腕骨近位の操作

基本的に棘下筋上方線維のストレッチングは棘上筋後方線維のストレッチング（p.91参照）と酷似している。肩甲上腕関節の肩甲骨面内転・内旋である。わずかな違いは肩甲上腕関節の内旋要素を強く意識して行うことにある。その内旋の際に，ここで説明する上腕骨近位の操作を利用する。

セラピストは対象者の上腕骨近位に置いた左手を，前方は母指を大結節前方〜小結節へ（①②），後方は中指を大結節の上面〜中面・下面に当てる（図8-4）。

上腕骨近位の前方での操作は，母指で大結節前方〜小結節を肩甲上腕関節の内旋方向に誘導する。内旋に伴う肩の前方への変位を防止するために，セラピストの母指球を肩前方から当てる。

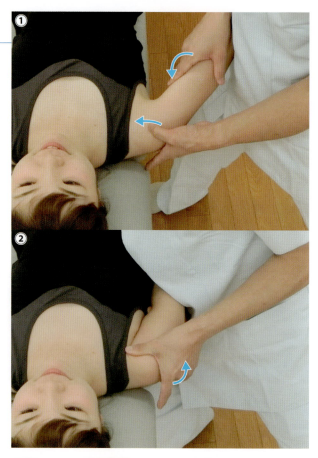

上腕骨の近位後方での操作を行うために，まず中指を大結節の上面〜中面・下面に沿うように当て，環指も同様に添える（③④）。そのまま前方操作と連動して内旋操作を行う。

前方操作と後方操作を併せて行うことで，求心位を維持した肩甲上腕関節での内旋操作を行うことができる。

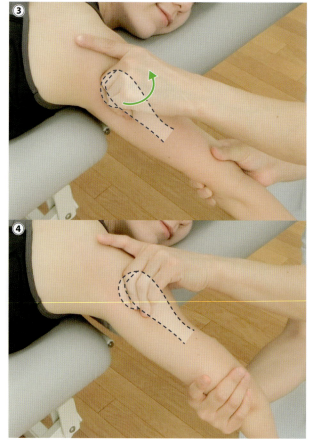

図8-4 棘下筋上方線維の伸張操作
（セラピストの動き）

棘下筋上方線維のストレッチングの伸張操作は，肩甲上腕関節の肩甲骨面内転・内旋である。

①まず対象者の肩甲上腕関節を肩甲骨面挙上45°位に置いて，前腕遠位〜手部をセラピストの右脇で軽く挟むように保持する。セラピストの左手は対象者の上腕近位を把握し，右手は対象者の上腕中央〜遠位を把握する。

②セラピストは右脇で挟んでいる対象者の前腕遠位〜手部の動きを，上腕骨操作と連動させるために，自分の上体を右へ傾け，肩甲上腕関節での内旋操作を行いやすくする。肩甲上腕関節の肩甲骨面内転操作では，セラピストは右足側に重心を落とすように身体を下げながら，肩甲骨面での内転操作を行う。

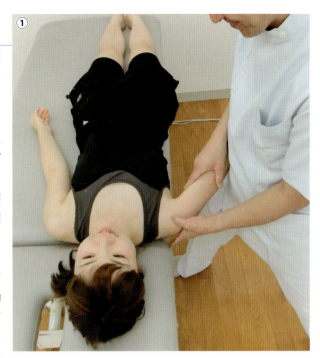

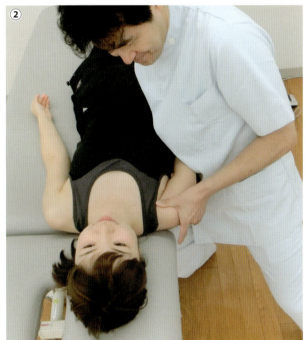

図8-5　棘下筋下方線維のストレッチング - 全体像

セラピストは左手で上腕骨の近位を把持し，遠位は脇で挟み保持する。肩甲上腕関節での内旋をすると同時に，肩甲骨面での外転操作を行う。セラピストの右手は対象者の肩甲骨が上方回旋しないよう棘下窩を第2〜5指を用いてブロックする。

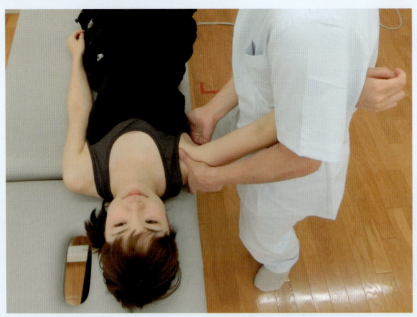

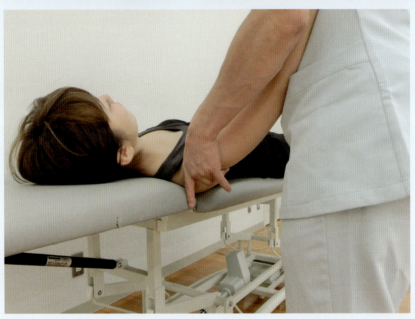

図8-6 棘下筋下方線維のストレッチング-上腕骨近位の操作

セラピストは対象者の上腕骨近位に置いた左手を，前方は母指を大結節上方〜前方へ（①②③），後方は中指を大結節の上面〜中面・下面に当てる（④⑤）。

上腕骨の近位前方での操作は，母指で大結節上方〜前方を抑えこむように肩甲上腕関節の内旋方向に誘導する。

上腕骨の近位後方での操作を行うために，まず中指を大結節の上面〜中面・下面に沿うように当て，環指なども同様に添える（③④）。そのまま前方操作と連動して内旋操作をする。

前方操作と後方操作を併せて行うことで，求心位を維持した肩甲上腕関節での内旋操作を行うことができる。

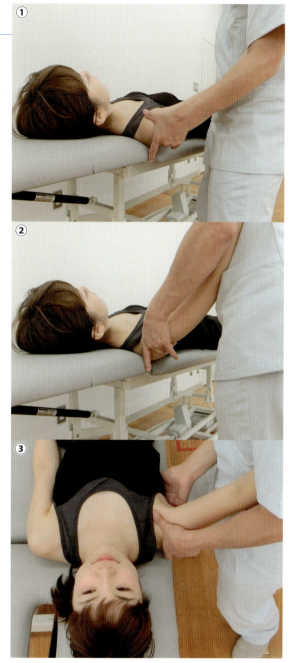

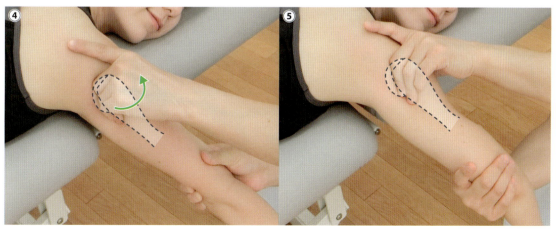

図8-7 棘下筋下方線維の伸張操作
（セラピストの動き）

棘下筋下方線維の伸張操作は，肩甲上腕関節の肩甲骨面外転・内旋である．まず対象者の肩甲上腕関節を肩甲骨面挙上45°位において，セラピストの左手で対象者の上腕骨近位を把持し，右手で対象者の肩甲骨を固定，対象者の前腕遠位〜手部をセラピストの左脇で軽く挟むように保持する．
肩甲上腕関節の内旋操作は，セラピストは左脇で軽く挟んで保持している対象者の前腕遠位〜手部の動きを上腕骨の内旋操作と連動させるために，セラピストの骨盤を左足側に移動させつつ上体を右へ傾けながら，肩甲上腕関節の内旋を行う（①②）．

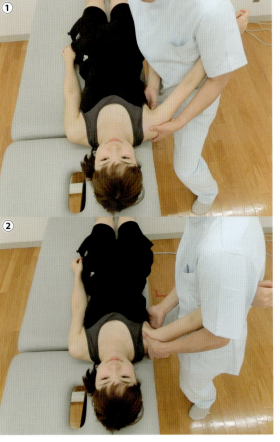

肩甲上腕関節の肩甲骨面外転操作をするために，セラピストは骨盤を左足側に移動させつつ，重心を浮かせるように肩甲骨面での外転を行う（③④）．

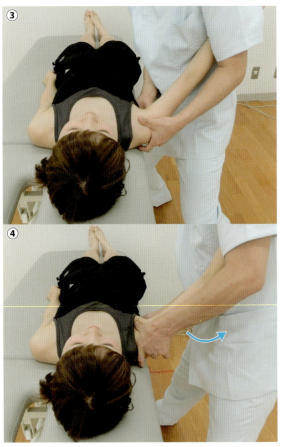

2 肩甲上腕関節の筋 9

大円筋 teres major muscle

起　始	小円筋の下方で肩甲骨下角の後面	支配神経	肩甲下神経
停　止	上腕骨小結節稜	髄節レベル	C5・C6

■テクニカルヒント

筋の走行・機能	■肩甲上腕関節の内転・外転軸の下方を通過する	▶	肩甲上腕関節の内転作用をもつ
	■肩甲上腕関節の屈曲・伸展軸の下方を通過する	▶	肩甲上腕関節の伸展作用をもつ
	■肩甲上腕関節の内旋・外旋軸の前方を通過する	▶	肩甲上腕関節の内旋作用をもつ
固定操作ポイント	■屈曲操作により肩甲骨の下角が外上方に引かれる	▶	肩甲骨が挙上・上方回旋するので，下制・下方回旋方向に固定する
伸張操作ポイント	■肩甲上腕関節の屈曲・外転・外旋操作で伸張するが，外転よりも屈曲を優先する		
	■肩甲上腕関節の外旋操作で肩甲骨が挙上・上方回旋しないように，大結節を押し下げながら行う		

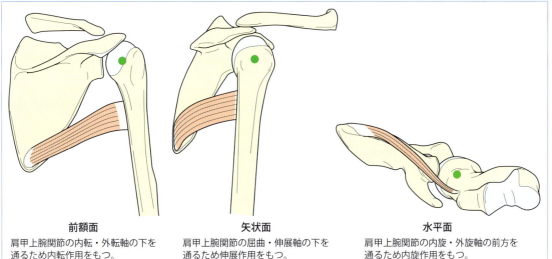

前額面
肩甲上腕関節の内転・外転軸の下を通るため内転作用をもつ。

矢状面
肩甲上腕関節の屈曲・伸展軸の下を通るため伸展作用をもつ。

水平面
肩甲上腕関節の内旋・外旋軸の前方を通るため内旋作用をもつ。

大円筋は小円筋の下方で肩甲骨下角の後面から上腕骨小結節稜に走行する。

図9-1　大円筋のストレッチング-全体像

対象者の右上肢を屈曲位とし，セラピストの左脇で挟んで保持する．セラピストは対象者の大円筋を把持し固定する．
セラピストは左手で対象者の上腕骨近位を把持し，肩甲上腕関節の屈曲に伴い外旋操作し伸張する．

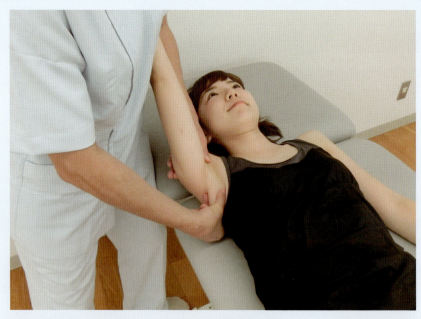

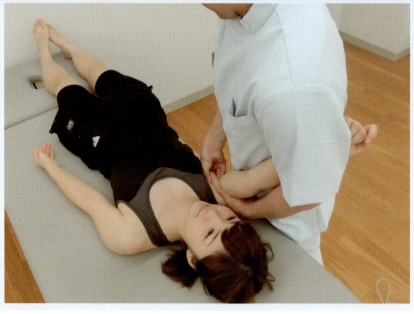

図9-2　大円筋の固定操作

対象者の右上肢を屈曲位とし，セラピストの左脇で挟んで保持する。セラピストは右手で対象者の大円筋を挟むように把持し固定する。

停止部である肩甲骨下角を固定しようとすると，大円筋の上に乗っている広背筋や腋窩の皮膚が先に張ってしまうことが多いため，大円筋を直接挟むように固定する。

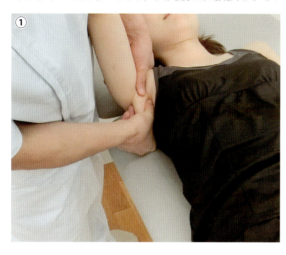
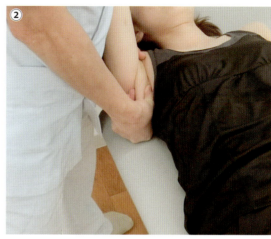

図9-3　大円筋のストレッチング-大結節操作

セラピストは左手で対象者の上腕骨近位部を，下面から上面まで覆うように把持する。このとき上腕骨近位部後方を，中指橈側面を大結節に当てるように把持すると行いやすい（①①'）。

セラピストは，左脇で挟んだ対象者の上肢を肩甲上腕関節でさらに屈曲させつつ，それに合わせて左手で掴んでいる上腕骨近位部の外旋操作を行う（②②'）。

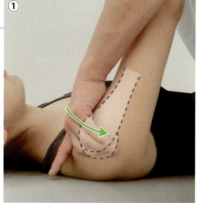
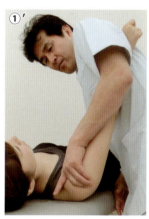
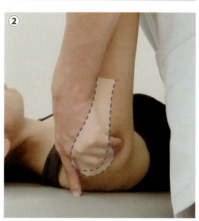
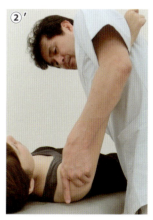

図 9-4　大円筋の伸張操作（1）

セラピストは左脇で対象者の上肢を挟んで保持しているが（①①'），左手で操作している対象者の大結節の動きを妨げてはならない。その操作にはセラピストの体幹の動きを連動させることが必要となる。

対象者の肩甲上腕関節の屈曲に伴い，セラピストの体幹は左傾させなければならない（②②'）。

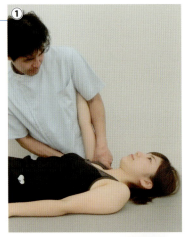
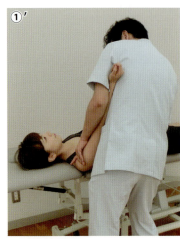
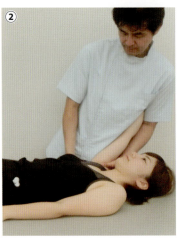
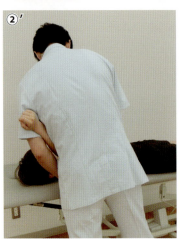

図 9-5　大円筋の伸張操作（2）

大結節操作において気をつけることは，肩甲上腕関節の屈曲・外旋操作において，肩甲骨の挙上の動きで代償されないようにすることである。この代償を抑えるには，大結節を把持している中指を後下方へ回すことで，肩甲骨の挙上を防止することができる（①➡②）。

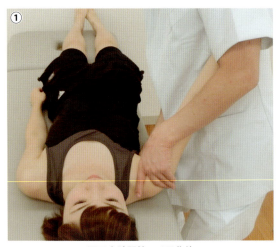
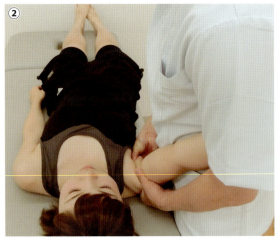

肩甲上腕関節90°屈曲位　　　　　　　　　肩甲上腕関節の深屈曲・外旋操作での伸張

2 肩甲上腕関節の筋 10

肩甲下筋 subscapularis muscle

起始	肩甲骨肋骨面の肩甲下窩	支配神経	肩甲下神経
停止	上腕骨小結節	髄節レベル	C5・C6

■ テクニカルヒント

筋の走行・機能	■ 肩甲上腕関節の内・外転軸をまたいで走行する	▶	内・外転軸からみて上方線維と下方線維に分けて考える
	■ 肩甲上腕関節の内・外転軸の上方を通る上方線維は	▶	肩甲上腕関節の**外転**作用をもつ
	■ 肩甲上腕関節の内・外転軸の下方を通る下方線維は	▶	肩甲上腕関節の**内転**作用をもつ
	■ 肩関節の内・外旋軸の前方を通る	▶	肩関節の**内旋**作用をもつ
	■ 肩甲上腕関節の屈・伸軸の上方を通る上方線維は	▶	肩甲上腕関節の軽度**屈曲**作用をもつ
	■ 肩甲上腕関節の屈・伸軸の下方を通る下方線維は	▶	肩甲上腕関節の軽度**伸展**作用をもつ
固定操作ポイント	■ 起始の固定はどう行うか？	▶	上腕骨の操作をうまく用いる
	■ 上方線維の伸張操作では肩甲骨が下方回旋しやすい	▶	肩甲骨が下方回旋しないよう上腕骨の内転操作の際に**長軸**方向に軸圧を加える
	■ 下方線維の伸張操作では肩甲骨が上方回旋しやすい	▶	肩甲骨が上方回旋しないよう上腕骨の外転操作の際に肩峰を下方回旋方向に抑え下方回旋を加える
伸張操作ポイント	■ 上方線維を伸張するときの肩甲上腕関節の内転・伸展操作と，下方線維を伸張するときの肩甲上腕関節外転・屈曲操作は，おおよそ**肩甲骨面挙上**および**肩甲骨面下制**の動きとなる		

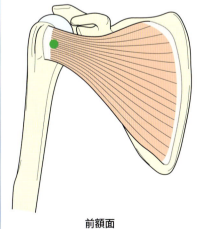
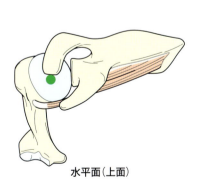

前額面
肩甲上腕関節の内転・外転軸の上を通るものは外転作用をもつ。
肩甲上腕関節の内転・外転軸の直上を通るものは内転・外転の作用はもたない。
肩甲上腕関節の内転・外転軸の下を通るものは内転作用をもつ。

矢状面
基本的に大きく意識する必要はない。
肩甲上腕関節の屈曲・伸展軸の上を通るものは軽度屈曲作用をもつ。
肩甲上腕関節の屈曲・伸展軸の下を通るものは軽度伸展作用をもつ。

水平面（上面）
肩甲上腕関節の内旋・外旋軸の前方を通るため内旋作用をもつ。

肩甲下筋は肩甲骨肋骨面の肩甲下窩から上腕骨小結節に走行する。

図10-1 肩甲下筋上方線維のストレッチング-全体像(1)

肩甲骨面45°挙上位から肩甲上腕関節を十分に外旋してから内転する。

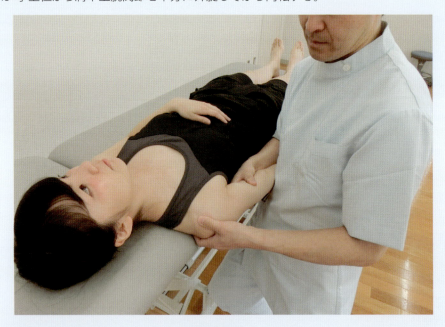

図10-2 肩甲下筋上方線維のストレッチング-全体像(2)

肩甲上腕関節の外旋操作は上腕骨の近位とやや遠位の2カ所で行う。近位の操作では小結節を十分に引き出すように外旋を行う。

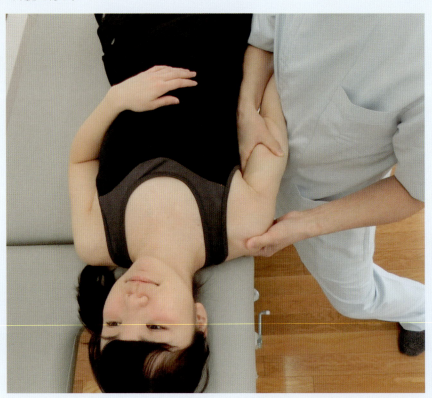

図10-3　肩甲下筋上方線維の固定操作（1）

肢位は背臥位で行う．肩甲上腕関節の外旋操作の際，肩甲骨が内転してしまうと伸張が不十分となる．背臥位では肩甲骨が体幹の重みでベッドにある程度固定されるが，肩甲骨の内転は起こる（①➡②）．そのため，肩甲骨の内転を防止しながら行う必要がある．

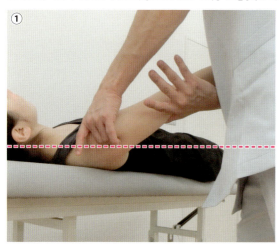
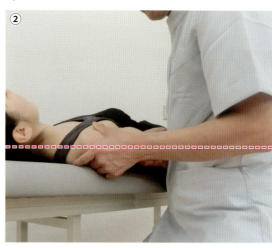

図10-4　肩甲下筋上方線維の固定操作（2）

肩甲上腕関節の外旋操作は，きれいな軸回旋での外旋となるように，上腕骨の近位とやや遠位の2カ所で行う．

近位を操作する際に，大結節後方を把持しているセラピスト左手の中指を，対象者の肩関節前方（腹側）に押し上げるように操作すると，正しい軸回旋の誘導とともに肩甲骨の内転を防止する操作となる（①➡②）．

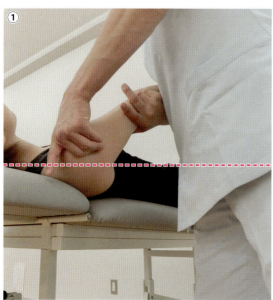
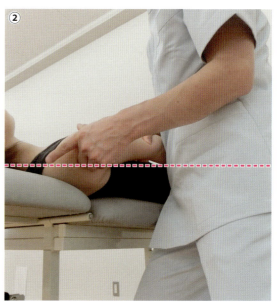

図 10-5　肩甲下筋上方線維の伸張操作準備（小結節の触診）

上腕骨近位における伸張操作では，小結節を利用して行うので，まずは小結節の位置を確認することからスタートする。

鎖骨外側1/3の部位にある烏口突起基部から烏口突起尖端を確認し（①），そのすぐ外側でほぼ同じ高さにある小結節を確認する（②）。その部位に指を置き，他動的に上腕骨を内・外旋したときに指の下で小さな隆起が動けば小結節である。

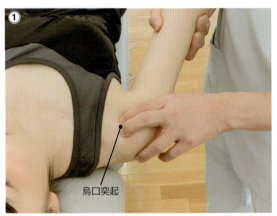
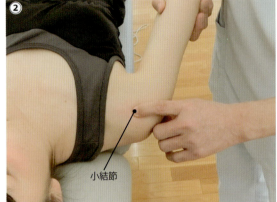
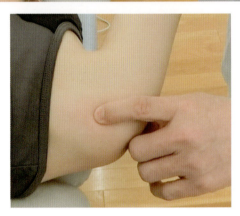

図 10-6　肩甲下筋上方線維の伸張操作（1）

まず対象者の肩甲上腕関節を肩甲骨面45°挙上位にセットする。セラピストは上腕骨の近位を左手で，上腕中央部を右手で把持する。セラピストの左手は母指IP関節あたり（末節骨）を対象者の小結節に当て外旋操作する。セラピストの右手は前腕を回外位とし，対象者の上腕やや遠位部を後面からやや外側に当てて外旋をしやすいように把持する（①）。

セラピストは上腕骨近位と上腕やや遠位とが，同時に軸回旋をするように外旋操作を行う（②）。

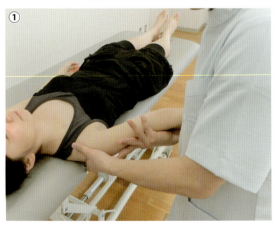
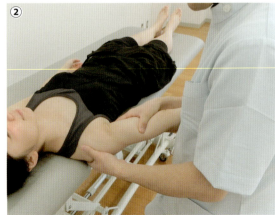

図10-7 肩甲下筋上方線維の伸張操作（2）

しっかり上腕骨と小結節で操作できるように把持する。上腕骨遠位の内側上顆・外側上顆の位置の変化を視覚的に確認すれば軟部組織だけでなく，肩甲上腕関節での外旋ができているか否かの確認ができる。

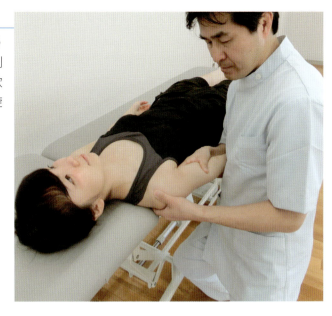

図10-8 肩甲下筋上方線維の伸張操作（3）

最大外旋位まで操作が完了したら，次に可能な範囲まで肩甲上腕関節の内転操作を行う。
セラピストは右脇に挟んだ対象者の上肢を内転しつつ（❶），対象者の肩甲骨が下方回旋しないように，対象者の右上腕に軸圧をかける（❷）。正しく軸圧がかかっていれば，対象者の肩峰の位置は変化せずに肩甲上腕関節の内転操作が可能である（❸）。

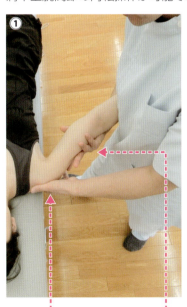
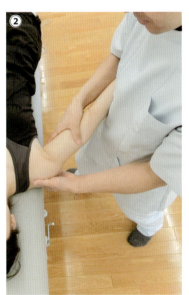
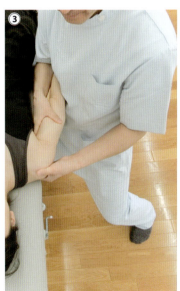
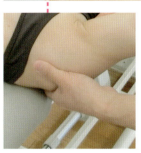
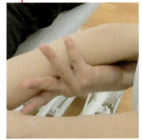

図 10-9 肩甲下筋下方線維のストレッチング-全体像

セラピストは右母指で対象者の肩甲下筋を圧迫し固定する．その後，対象者の肩甲上腕関節を肩甲骨面で挙上をしつつ十分に外旋し伸張する．その際に，肩甲骨の上方回旋による対象者の肩峰が挙上しないよう十分に気をつける．

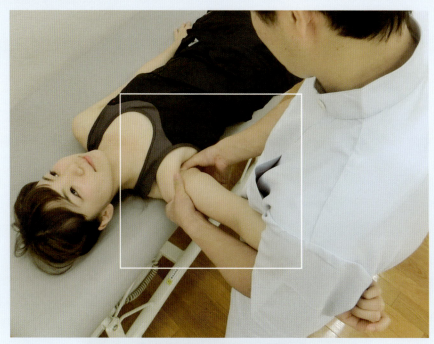

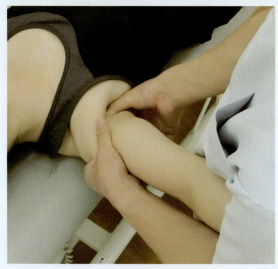

図 10-10　肩甲下筋の筋腹固定

肩甲下筋は基本的に，肩甲骨面で走行している。肩甲下筋下方線維のストレッチングでは，関節操作のみでは十分な伸張感を得られないため，肩甲下筋の筋腹でダイレクトに伸張固定を行う。

固定する際は，セラピストの右手母指の指腹を肩甲骨面に当てるように置き，肩甲骨と胸郭（肋骨）の間を滑り込ませる（①）。そのままセラピストは右母指の指腹を，肩甲下筋下方線維に当て圧迫しつつ，近位へシフトする（②）。

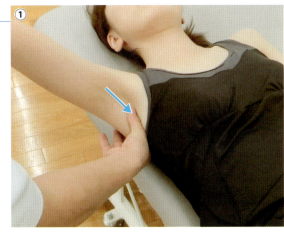

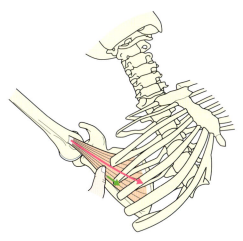

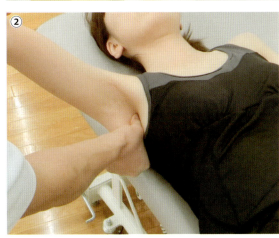

図 10-11　肩甲下筋下方線維の伸張操作

まず対象者の肩甲上腕関節を肩甲骨面45°程度挙上位にセットする。セラピストは対象者の上腕骨の近位を左手で保持する。セラピストの右手母指は対象者の肩甲下筋の筋腹を固定操作する（①）。

筋腹の固定後，セラピストは左手で対象者の上腕骨近位（大結節）を外旋する。その際，対象者の上肢遠位を用いて肩甲上腕関節を外転しつつ，セラピストの体幹を左へ傾斜させる（②）。これにより，上腕近位で操作している肩甲上腕関節の外旋を妨害しないようにする。

対象者の上腕骨近位を操作した外旋運動では，上腕骨頭が肩甲上腕関節の前下方に押し出されてくるイメージで操作するとよい。

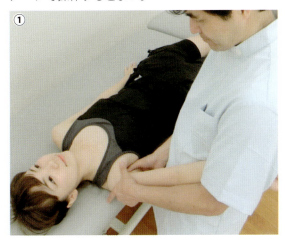

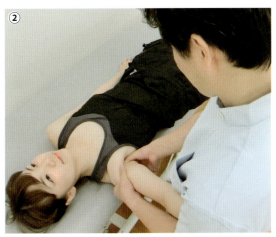

2 肩甲上腕関節の筋 11

小円筋　teres minor muscle

起　始	肩甲骨後面の外側縁近位2/3	支配神経	腋窩神経
停　止	上腕骨大結節の下面（inferior facet）	髄節レベル	C5・C6

■ テクニカルヒント

筋の走行・機能	■ 肩甲上腕関節の内転・外転軸の下方を通過する	▶ 肩甲上腕関節の内転作用をもつ
	■ 肩甲上腕関節の屈曲・伸展軸の下方を通過する	▶ 肩甲上腕関節の伸展作用をもつ
	■ 肩甲上腕関節の内旋・外旋軸の後方を通過する	▶ 肩甲上腕関節の外旋作用をもつ
固定操作ポイント	■ 屈曲操作により肩甲骨が外上方に引かれる	▶ 肩甲骨が挙上・上方回旋するため，下制・下方回旋方向に固定する
伸張操作ポイント	■ 肩甲上腕関節の屈曲・外転・内旋操作で伸張するが，外転よりも屈曲操作を優先する	
	■ 肩甲上腕関節の外旋操作で肩甲骨が挙上・上方回旋しないように，大結節を押し下げながら行う	
	■ 伸張操作をすると肩甲骨が外転位になるため肩甲上腕関節では屈曲位をとりづらくなる。上腕骨長軸後方に軸圧をかけ，肩甲骨を内転位とし肩甲上腕関節での屈曲位を保つようにする	

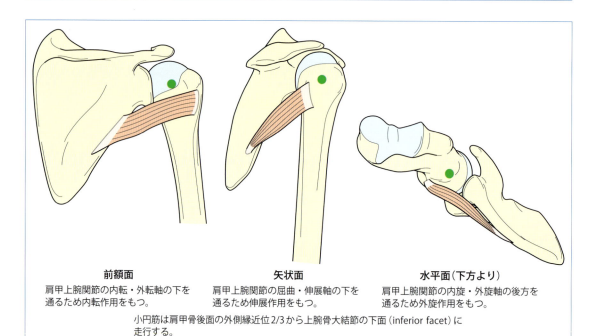

前額面
肩甲上腕関節の内転・外転軸の下を通るため内転作用をもつ。

矢状面
肩甲上腕関節の屈曲・伸展軸の下を通るため伸展作用をもつ。

水平面（下方より）
肩甲上腕関節の内旋・外旋軸の後方を通るため外旋作用をもつ。

小円筋は肩甲骨後面の外側縁近位2/3から上腕骨大結節の下面（inferior facet）に走行する。

図11-1 小円筋のストレッチング-全体像（1）

肩関節を屈曲・内旋し伸張をする。起始である肩甲骨外側縁を内転・下方回旋方向へ止めながら伸張操作を行う。

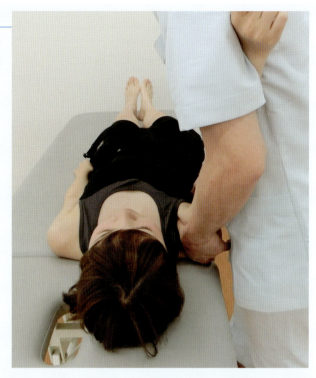

図11-2 小円筋のストレッチング-全体像（2）

対象者の肘関節は屈曲位でもいいが，肩関節のきれいな軸回旋を行うことが大切であるため，軸をイメージしやすい肘伸展位で行っている。

肩関節の屈曲・内旋操作をする際，肩甲骨は挙上・上方回旋しやすいため，セラピストの右母指は対象者の肩の位置が挙上してこないように防止しながら行う。

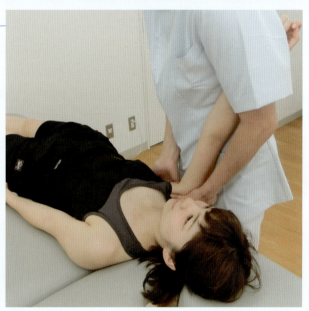

Ⅱ 肩甲上腕関節の筋 ▼ 小円筋

図11-3 小円筋の伸張操作(1)

セラピストは右手で，小円筋の起始部である肩甲骨外側縁近位を固定する．左手で上腕骨近位を操作し，対象者の肩関節を屈曲・内旋させる．その際に，セラピストの左手での把持は，対象者の右上腕骨の大結節部(写真の破線部)を包み込むように把持し(❶)，大結節を操作する要領で屈曲・内旋するとしっかりとした関節運動が可能となる(❷)．

大結節部の操作が甘いと，三角筋や(遠位で操作した場合は)上腕三頭筋などの軟部組織が動くのみで，関節運動が不十分となりやすい．

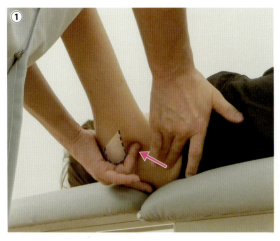 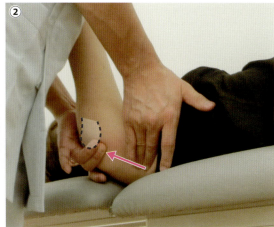

図11-4 小円筋の伸張操作(2)

セラピストは左手で対象者の肩関節を屈曲・内旋操作を行うが，その際に左脇で抱えている前腕部(❶)が妨げになってはならない．そのため，セラピストは対象者の上腕部と前腕部が連動するように，自分の殿部を左側に振りながら肩関節の屈曲・内旋運動を誘導する(❷)．

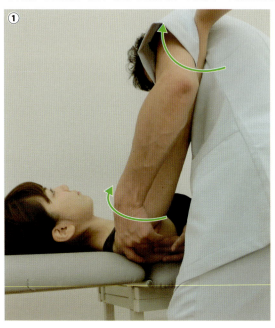 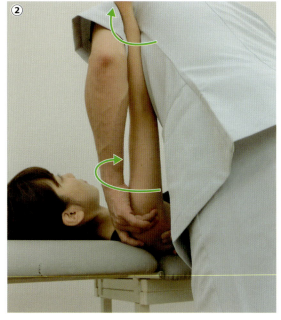

図11-5　小円筋の伸張操作のコツ

セラピストの左手で対象者の肩関節を屈曲・内旋操作をする際は，肩甲骨が外転位となりやすい。この現象は肩甲上腕関節でみると肩甲骨面での挙上となっていることを意味している。

そこで上腕骨に対し軸圧をかけ，肩甲骨をベッドに押し付けるような操作を行うことで，肩甲上腕関節での水平屈曲域に上腕を位置させ，正しい肩関節屈曲位をとれるようにする。このとき，セラピスト左手の母指は内旋する際に，母指球で前上方から大結節を抑えこみ，肩関節の後下方部の伸張が加わりやすいようにする。

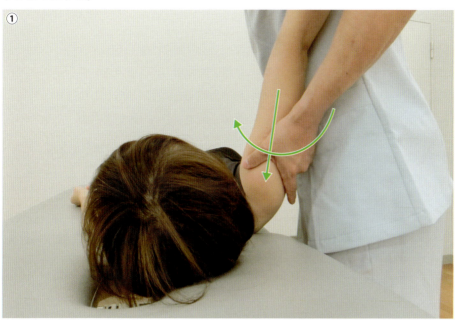
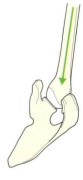

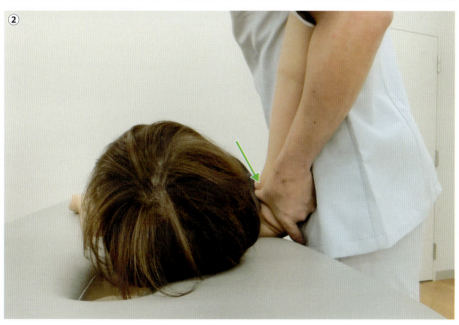
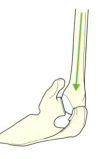

広背筋 latissimus dorsi muscle

起始	1. 下位6個の胸椎棘突起・腰椎棘突起 2. 腸骨稜　　3. 正中仙骨稜 4. 下部肋骨　　5. 肩甲骨下角	支配神経	胸背神経
停止	上腕骨小結節稜	髄節レベル	C6〜C8

■ テクニカルヒント

筋の走行・機能	■ 下位6個の胸椎以下から起始している	▶	起始を反対側に回旋する
	■ 肩甲上腕関節の内・外転軸の下方を通る	▶	肩甲上腕関節の**内転**作用をもつ
	■ 肩甲上腕関節の屈・伸軸の下方を通る	▶	肩甲上腕関節の**伸展**作用をもつ
	■ 肩関節の内・外旋軸の前方を通る	▶	肩甲上腕関節の**内旋**作用をもつ
固定操作ポイント	■ 上肢側（停止側）の固定前操作	▶	肘を屈曲位とし，肩甲上腕関節を屈曲・外転・外旋位にする
	■ 上肢側（停止側）を固定	▶	停止部から少しでも遠いところに肘をセットし固定する
伸張操作ポイント	■ 骨盤側で操作をする①	▶	上の骨盤が伸張側に回旋しやすいように押す
	■ 骨盤側で操作をする②	▶	上の骨盤を後傾方向に押す

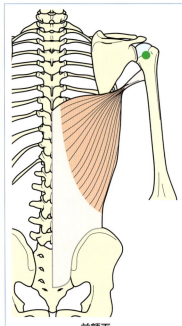
前額面

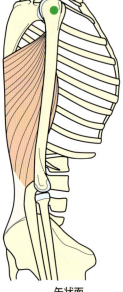
矢状面

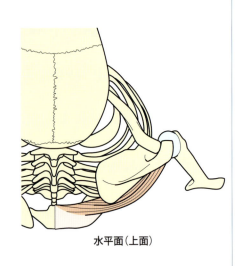
水平面（上面）

広背筋は下位6個の胸椎棘突起・腰椎棘突起，腸骨稜，正中仙骨稜，下部肋骨，肩甲骨下角から上腕骨小結節稜に走行する。
肩甲上腕関節の内転・外転軸の下，屈曲・伸展軸の下，内旋・外旋軸の前，を通るため内転・伸展・内旋作用をもつ。上腕骨を介し，肩甲骨の下制作用ももつ。

図12-1　広背筋のストレッチング-全体像（1）

対象者は右側を上にした側臥位とする。下になっている左下肢の股関節と膝関節を屈曲位にして，腰背部を全体的に屈曲位とする。セラピストの右上肢は対象者の右肩関節を屈曲・外転・外旋位に固定し，広背筋をある程度の伸張位にしておく。

セラピストは左手で対象者の右上前腸骨棘を押し，骨盤の右（同側）回旋・後傾操作を行い伸張する。

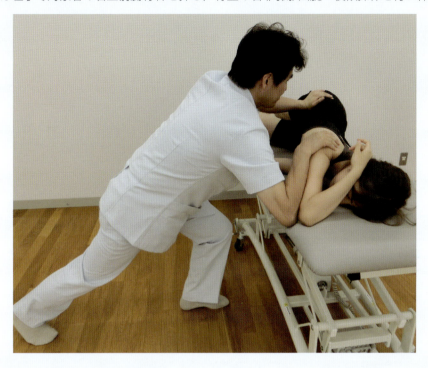

図12-2　広背筋のストレッチング-全体像（2）

セラピストの右上肢は対象者の右肩関節屈曲・外転・外旋位での固定が緩まないよう，手および前腕の全体を用いる。

右骨盤を押す伸張操作がしやすいように，対象者の右下肢は伸展位にしておく。

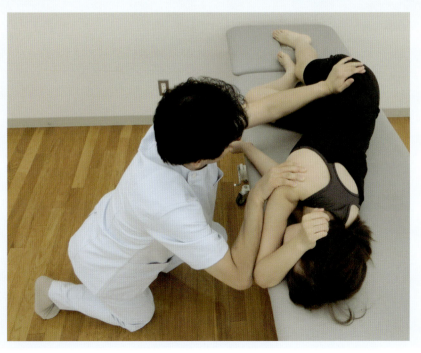

図 12-3　広背筋のストレッチング（開始肢位）

開始肢位は側臥位で，**ab**のような肢位をとる．広背筋は背部の筋であるため，背中を丸めるような肢位が望ましい．そのため股関節と膝関節は屈曲位であるほうがいい．ただし**c**のような両側股関節屈曲位・膝関節屈曲位をとると，骨盤を用いた伸張操作がしづらくなる（後述）．

したがって**ab**のように，上側にくる下肢（右下肢）は股関節・関節を軽度屈曲位をとる程度とする．

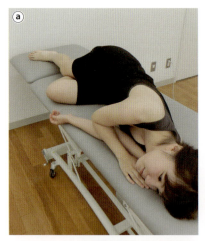

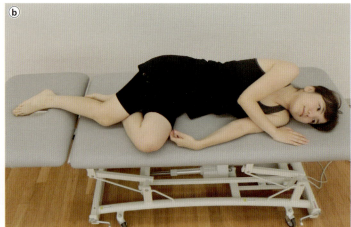

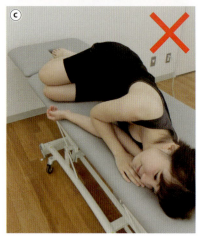

図 12-4　広背筋のストレッチング（1）

対象者にはストレッチングを行う右側を上にした側臥位になってもらう（図12-3）．セラピストは左手で対象者の右肘を，右手で対象者の右肩を持ち，両手で対象者の右肘を矢印の方向へ操作する．

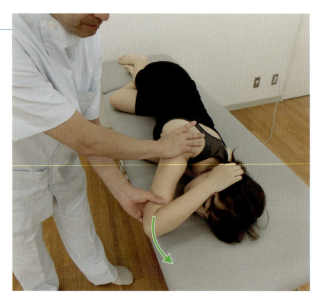

図12-5　広背筋のストレッチング(2)

対象者の右肘の位置は起始である骨盤や下位脊柱の棘突起からできる限り遠くなるように置く。対象者の体幹はそれに伴い左回旋することになる。

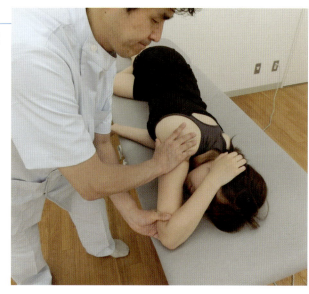

図12-6　広背筋のストレッチング(3)

対象者の右肘を置いた位置が変わらないように，セラピストは左手で対象者の肘部を持ったまま，右肘を用いて対象者の右肘を固定する。対象者の右肘が下がってこないようにうまくセラピストの右肘から前腕を利用して固定する。加えてセラピストの右手は対象者の肩を保持する。

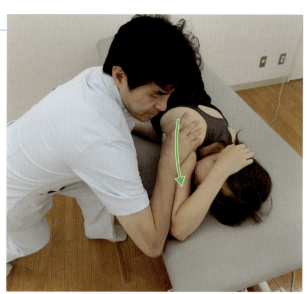

図12-7　広背筋のストレッチング(4)

セラピストの右手でしっかり対象者の右の肩・肘を固定できたら，セラピストは左手で把持していた肘を放し，対象者の右上前腸骨棘部に当てる。

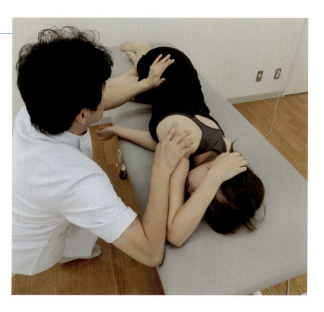

図12-8　広背筋のストレッチング（5）

そのまま骨盤後傾，右回旋，下制させるイメージで対象者の右骨盤を押す。
このとき骨盤後傾をとりやすくするために対象者の左（下側）の下肢は股関節・膝関節ともに屈曲位をとる。しかし，右（上側）の下肢は股関節・膝関節ともにほぼ伸展位とする。
右下肢まで屈曲させてしまうと，セラピストが左手で骨盤を押す際に，対象者の右下肢の重みがかかってしまい操作しづらくなる。

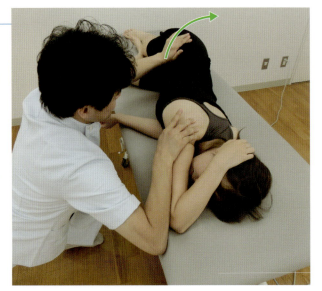

図12-9　広背筋の固定操作（肘の位置）

広背筋のストレッチングは，最終的には停止側を固定し，起始側で伸張操作をする珍しい例である。ただし固定側である肘の位置を決める際にすでにある程度の伸張感が得られるくらいでないと，ストレッチングは不十分となる。

aのように対象者の肘の位置が低いと伸張感が得られにくい。bのように対象者の肘の位置を起始部から十分遠くなる位置に固定操作しておくと，その時点である程度の伸張感が得られる。

肘を起始部から遠ざける操作は，セラピストの両手でしっかり行う。特に対象者の肩を把持している右手は，肩甲骨を挙上・外転方向に確実に操作する。

この際，対象者が右手を側頭部に載せているのは，外旋位にするためである。それにより屈曲・外転・外旋の肢位がとれる。

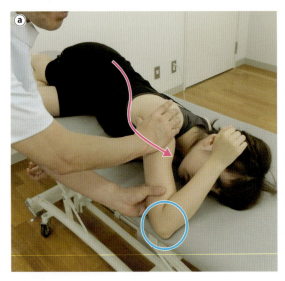
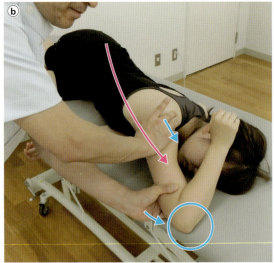

図12-10 広背筋の固定操作（肘の止め方）

固定におけるもう一つの注意事項は，肘の止め方である．セラピストの肘は対象者の肘の後面に位置するように置く．

aのようにセラピストの肘を対象者の肘の上（外側）に乗せてしまうと，骨盤への伸張操作で広背筋が伸張された際に，セラピストの肘の下で，対象者の肘が下がってきてしまう．

bのように対象者の肘の後面に当てるようにセラピストの肘を置けば，しっかり固定できる．

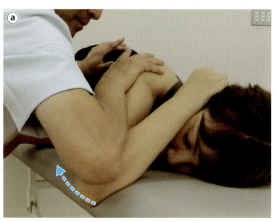
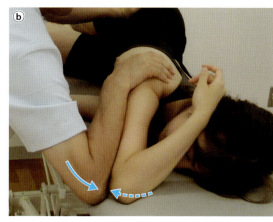

図12-11 広背筋の伸張操作

右骨盤を押す伸張操作では，骨盤が右回旋しやすいように押すことが大切である．

aのようにセラピストの左手を対象者の右の上前腸骨棘に当て，下から斜め上に押し上げる．**b**のように，対象者の左骨盤がベッド上で支点になり右骨盤が円を描くように押すイメージをもって実施するとよい．

cはセラピストが対象者の骨盤を上から斜め下に押し下げてしまっている．これでは**d**のように，対象者の骨盤は回旋できず，広背筋が有効にストレッチングされない．

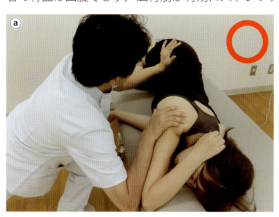
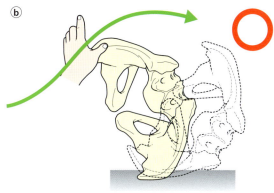
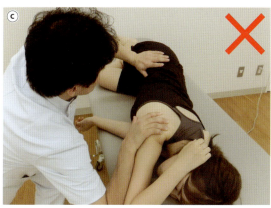
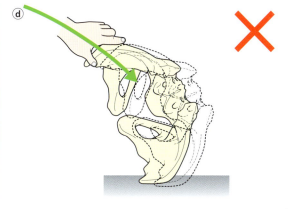

烏口腕筋 coracobrachialis muscle

起　始	烏口突起	支配神経	筋皮神経
停　止	小結節の延長線上の上腕骨中央内側前面	髄節レベル	C6・C7

■ テクニカルヒント

筋の走行・機能	■肩甲骨から起始し上腕骨に停止している	▶	肩甲上腕関節で操作する
	■前額面で見て肩甲上腕関節の内・外転軸の内側を通る	▶	肩甲上腕関節の内転作用をもつ
	■矢状面で見て肩甲上腕関節の屈・伸軸の前方を通る	▶	肩甲上腕関節の屈曲作用をもつ
	■水平面で見て肩甲上腕関節の水平屈曲・伸展軸の前方を通る	▶	肩甲上腕関節の水平屈曲作用をもつ
他の筋の影響	■上腕二頭筋（特に短頭）	▶	肘を屈曲位にして緩める
	■大胸筋胸肋部線維	▶	肩甲骨を外転位にして緩める
	■大胸筋鎖骨部線維	▶	肩関節を90°外転位にして緩める
固定操作ポイント	■起始部の固定はどう行うか？	▶	肩甲骨を外転位にする。挙上を防止する
伸張操作ポイント	■肩関節の内・外転の程度をどう決めるか？	▶	肩の外転90°くらいを目安にする
	■肩関節の内・外旋はどうするか？	▶	本来なら内旋のほうが伸張するが，外転および軽度外旋位とし，上腕骨頭の前方を走行させておいて，水平伸展操作の際は骨頭の前方突出も利用して伸張する

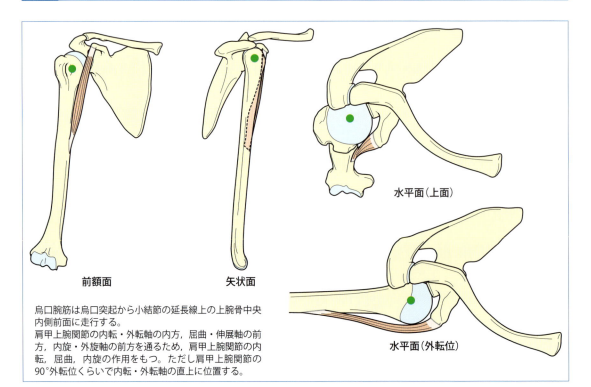

前額面　　矢状面　　水平面（上面）　　水平面（外転位）

烏口腕筋は烏口突起から小結節の延長線上の上腕骨中央内側前面に走行する。
肩甲上腕関節の内転・外転軸の内方，屈曲・伸展軸の前方，内旋・外旋軸の前方を通るため，肩甲上腕関節の内転，屈曲，内旋の作用をもつ。ただし肩甲上腕関節の90°外転位くらいで内転・外転軸の直上に位置する。

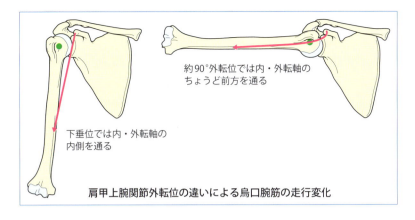

約90°外転位では内・外転軸の
ちょうど前方を通る

下垂位では内・外転軸の
内側を通る

肩甲上腕関節外転位の違いによる烏口腕筋の走行変化

図13-1　烏口腕筋のストレッチング-全体像（1）

対象者を背臥位とする。対象者の肘関節を屈曲位とし，上腕二頭筋短頭を弛緩させる。肩甲上腕関節は約90°外転位としてから外旋位とする。肩甲骨は外転位に操作してから固定し，挙上（および上方回旋）は防止する。肩甲上腕関節での水平伸展操作にて伸張する。肩甲上腕関節を外転位に置くことで，烏口腕筋が上腕骨頭の前方を通過する。その状態で肩甲上腕関節の水平伸展を行う。

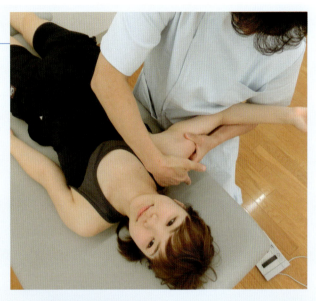

図13-2　烏口腕筋のストレッチング-全体像（2）

肩甲上腕関節での水平伸展を用いた伸張操作では，対象者の上腕骨頭の前方突出を利用して行う。

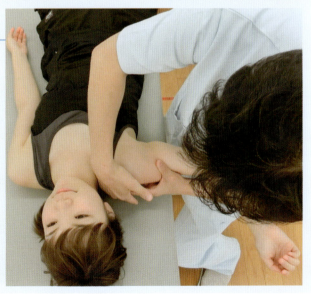

図13-3 烏口腕筋の伸張操作-よくない例

肘関節が伸展位になってしまっている(○)。この肢位では烏口腕筋だけでなく，上腕二頭筋の短頭が伸張されやすくなってしまい，烏口腕筋が十分に伸張されない可能性が高い。

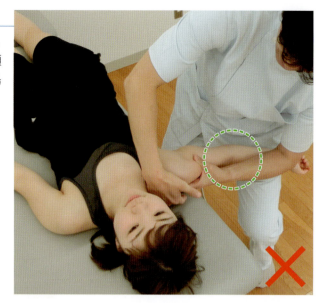

図13-4 烏口腕筋の固定操作

肩甲上腕関節での水平伸展操作をする際に肩甲骨を外転位に固定する。その際に肩甲骨の下方回旋・挙上を防止する。セラピストの右手で肩峰の後方から持ち上げる。伸張操作の際に，肩峰が後方に下がらない（内転しない）ように気をつける。

セラピストは右小指球を鎖骨に当てて支点とし（写真中▼），中指で肩峰を天井方向に持ち上げるように操作し固定する。伸張操作は単に対象者の肩甲上腕関節を水平伸展するだけでなく，上腕骨頭の前方突出操作を意識して行う。

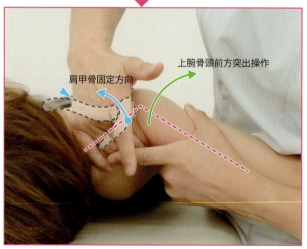

図13-5 烏口腕筋の固定操作-よくない例

肩甲上腕関節での水平伸展操作をする際の肩甲骨の外転固定が不十分である。水平伸展角度が少なくなるうえに，骨頭突出での伸張操作も不十分となる。

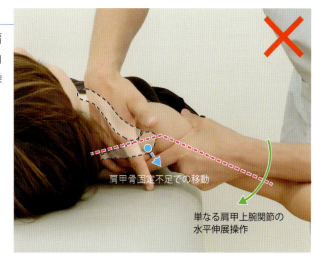

肩甲骨固定不足での移動

単なる肩甲上腕関節の水平伸展操作

図13-6 烏口腕筋の固定・伸張操作

肩甲上腕関節の外転・外旋位を開始肢位とする（①）。

肩甲上腕関節の水平伸展操作にてストレッチングを行うが，その際に上腕骨頭の前方突出を用いる。水平伸展に伴い肩甲骨が内転してこないよう，外転位で固定しておく（②）。

もし肩甲骨の外転固定が不十分だと，肩甲骨は内転してしまい，烏口腕筋は伸張しづらくなる（③）。

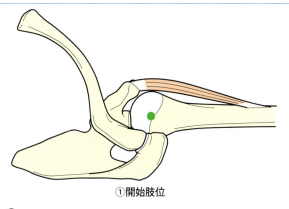

①開始肢位

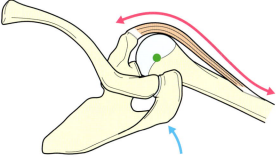

②肩甲骨外転位固定でのストレッチング
- 烏口腕筋は骨頭の前方突出を用いて伸張ができる

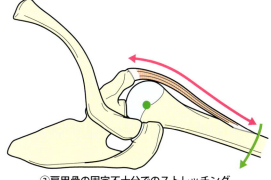

③肩甲骨の固定不十分でのストレッチング
- 烏口腕筋は伸張しづらい

3 肘関節の筋 1

上腕二頭筋長頭 biceps brachii long head

起　始	肩甲骨関節上結節，上方関節唇	支配神経	筋皮神経
停　止	橈骨粗面，前腕屈筋腱膜	髄節レベル	C5・C6

■テクニカルヒント

筋の走行・機能	■肩関節と肘関節をまたぐ二関節筋である	▶	肩関節と肘関節への同時操作となる
	■肩関節の内・外転軸の外側を通る	▶	肩関節の**外転**作用をもつ
	■肩関節の屈伸軸の前方を通る	▶	肩関節は**屈曲**作用をもつ
	■肩関節の内・外旋軸の前方を通る	▶	肩関節は**内旋**作用をもつ
	■肘関節の屈曲・伸展軸の前方を通る	▶	肘関節は**屈曲**作用をもつ
	■前腕の回内・回外軸の内側を通る	▶	前腕の**回外**作用をもつ
	■前腕屈筋腱膜に停止する	▶	手関節操作も考慮する
ポイント固定操作	■主に肩関節の伸展操作で肩甲骨は下方回旋・前傾する	▶	上方回旋・後傾方向に固定する
ポイント伸張操作	■手関節は背屈位，前腕は回内位，肘関節は伸展位とする。次いで肩関節を下垂位（内転位）から伸展する		

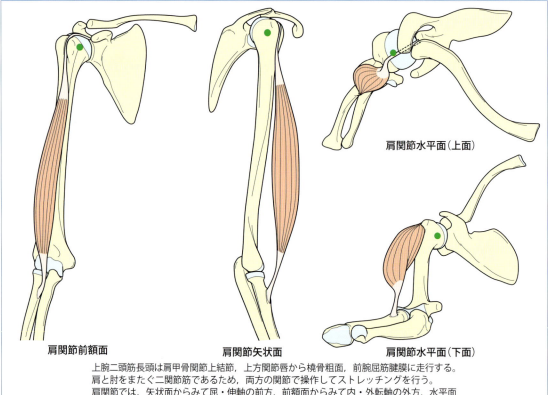

肩関節前額面　　　　　肩関節矢状面　　　　　肩関節水平面（下面）

肩関節水平面（上面）

上腕二頭筋長頭は肩甲骨関節上結節，上方関節唇から橈骨粗面，前腕屈筋腱膜に走行する。肩と肘をまたぐ二関節筋であるため，両方の関節で操作してストレッチングを行う。肩関節では，矢状面からみて屈・伸軸の前方，前額面からみて内・外転軸の外方，水平面からみて内・外旋軸の前方を通るため，肩甲上腕関節の屈曲，外転，（内旋）作用をもつ。肘関節では，矢状面からみて屈・伸軸の前方を，前腕の回内・回外軸の内側を上方に走行するため，肘関節の屈曲，前腕回外の作用をもつ。

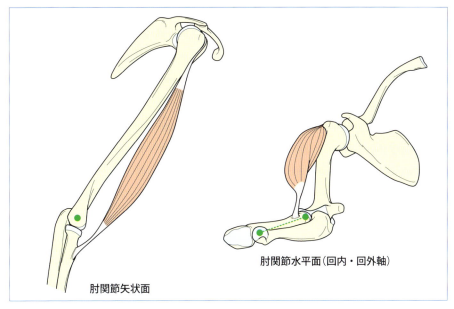

肘関節水平面（回内・回外軸）

肘関節矢状面

II 肘関節の筋 ▼ 上腕二頭筋長頭

図1-1　上腕二頭筋長頭のストレッチング-全体像（1）

肩甲骨を上方回旋方向に固定し，手関節の背屈位，肘関節の伸展・前腕の回内位から，肩関節の伸展操作で伸張する。

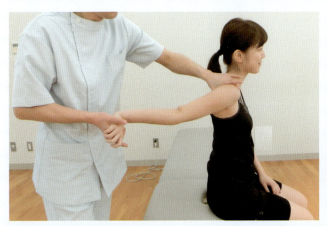
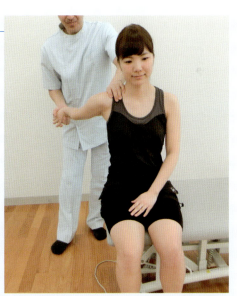

図1-2　上腕二頭筋長頭のストレッチング-全体像（2）

前腕の回内操作により，肩関節の内旋を引き起こさないように気をつける。本来は肩関節は外旋位のほうがより伸張されやすいが，セラピストの手が足りないため微妙な調整が必要となる。

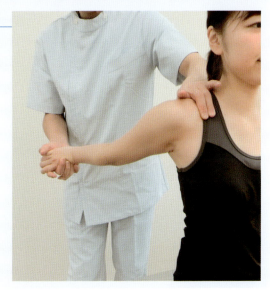

図1-3 肩関節の伸展による肩甲骨の下方回旋

肩関節の伸展操作により，肩甲骨は下方回旋して下角・内側縁が浮き上がってくる（前傾）。

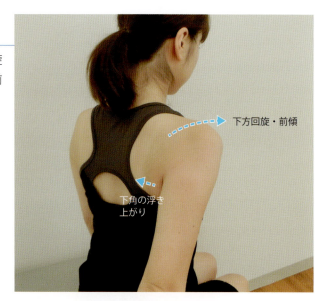

下方回旋・前傾

下角の浮き上がり

図1-4 上腕二頭筋長頭の固定操作

肩甲骨の下方回旋を肩甲骨上方回旋・後傾方向へ固定する。

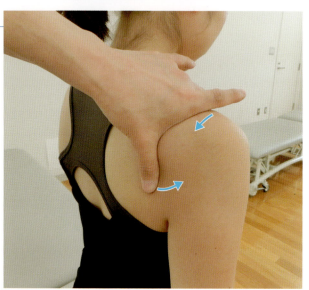

図1-5 肩甲骨固定方向の決定の仕方

同じ肩甲骨下方回旋でも肩関節伸展時の下方回旋と肩関節水平伸展時の下方回旋では動きが異なる。また胸郭の丸みの形態などによっても動きは影響される。対象者それぞれに応じた固定方法をすべきである。

対象者に応じた固定方法を見つけるためには，肩関節下垂位で肩甲骨の形態に合うように固定手を置き，徐々に肩関節伸展をさせていく（①➡②➡③）。そのときに固定手は手関節・前腕まで形状を変えず，対象者の肩甲骨の動きを妨げないようについていく（**a**）。

次いで，対象者に肩関節を下垂位まで戻させ，同様に固定手も形状を変えずについていくようにする。その固定手が戻っていく方向が固定操作の方向になる。

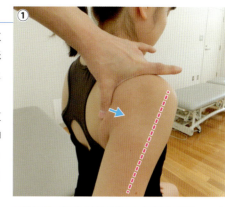
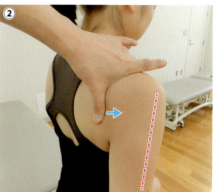
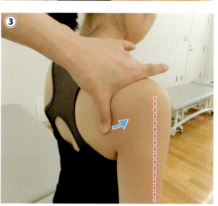
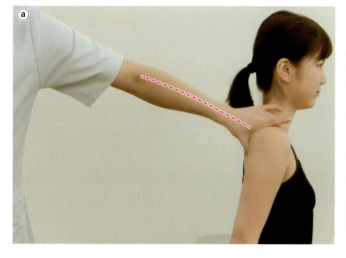

図1-6 上腕二頭筋長頭の伸張操作-前腕回内操作の過剰な例

前腕の回内を入れすぎて，肩関節が内旋してしまっている。肩関節の内旋が入ると十分な伸張感は得られない。

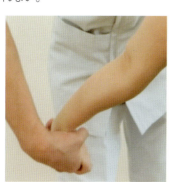
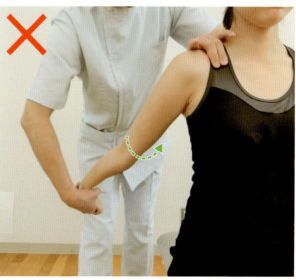

図1-7　上腕二頭筋長頭の伸張操作のコツ

前腕の回内位で，そのまま肩関節の伸展操作をすると自然に肩関節が内旋位になってしまう。やや外方へ分回しながら伸展方向にもってくると，前腕回内位でも肩関節の内・外旋中間位で伸展が可能となる。
最終位では上腕が前方もしくは下方を向いていることを確認する（内旋しすぎて内側を向かない）。

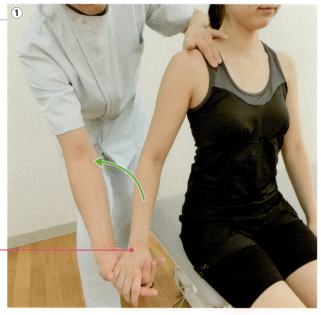

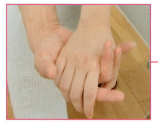

注意事項
この態勢ではセラピストから対象者の表情を確認できないため痛がっていても気がつかないことがある。対象者には前もって「痛かったら手を挙げる・声をかけるなどをして知らせてほしい」と伝えておく。

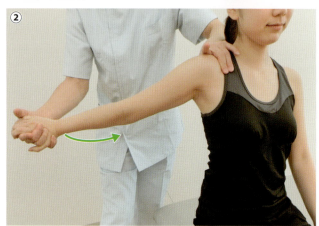

手関節を背屈する理由は，筋停止の一部が前腕屈筋腱膜にあるからである。前腕の回内により前腕屈筋腱膜は緩んでしまうため，手関節を背屈位にすることで，前腕屈筋腱膜を伸張させる。それにより停止部が安定し，上腕二頭筋長頭が伸張しやすくなる。手関節は伸展位にするが，指まで伸展位にしないようにする。

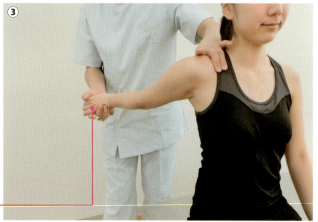

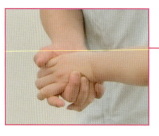

3 肘関節の筋 2

上腕二頭筋短頭 biceps brachii short head

起 始	肩甲骨烏口突起	支配神経	筋皮神経
停 止	橈骨粗面, 前腕屈筋腱膜	髄節レベル	C5・C6

■ テクニカルヒント

筋の走行・機能

■ 肩関節と肘関節をまたぐ二関節筋である	▶ 肩関節と肘関節への同時操作となる
■ 肩関節の内・外転軸の内側を通る	▶ 肩関節の内転作用をもつ
■ 肩関節の屈伸軸の前方を通る	▶ 肩関節は屈曲作用をもつ
■ 肩関節の内・外旋軸の前方を通る	▶ 肩関節は内旋作用をもつ
■ 肘関節の屈曲・伸展軸の前方を通る	▶ 肘関節は屈曲作用をもつ
■ 前腕の回内・回外軸の内側を通る	▶ 前腕の回外作用をもつ
■ 前腕屈筋腱膜に停止する	▶ 手関節操作も考慮する

固定操作ポイント

■ 肩関節の伸展操作で肩甲骨は内転(下方回旋)する ▶ 主に外転(上方回旋)方向に固定する

伸張操作ポイント

■ 手関節は背屈位, 前腕は回内位, 肘関節は伸展位とする。次いで肩関節を外転位にしてから伸展する(水平伸展する)

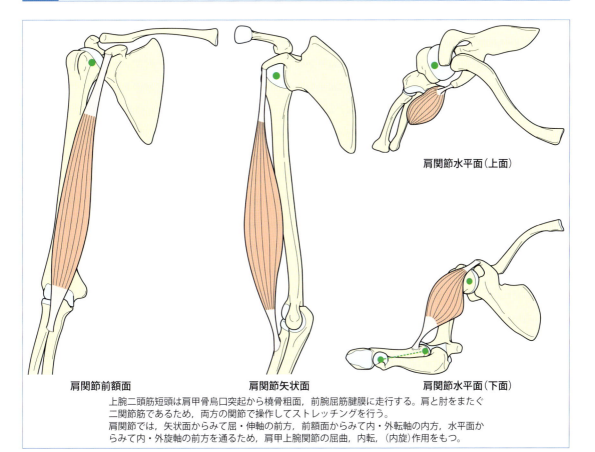

肩関節前額面　　肩関節矢状面　　肩関節水平面(上面)　　肩関節水平面(下面)

上腕二頭筋短頭は肩甲骨烏口突起から橈骨粗面, 前腕屈筋腱膜に走行する。肩と肘をまたぐ二関節筋であるため, 両方の関節で操作してストレッチングを行う。
肩関節では, 矢状面からみて屈・伸軸の前方, 前額面からみて内・外転軸の内方, 水平面からみて内・外旋軸の前方を通るため, 肩甲上腕関節の屈曲, 内転, (内旋)作用をもつ。

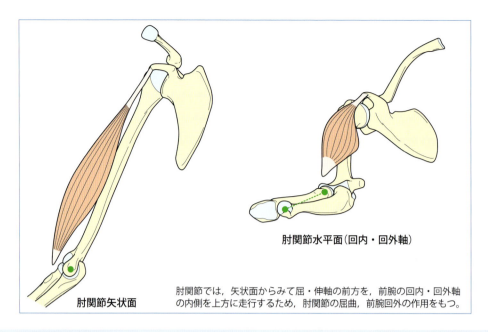

肘関節水平面（回内・回外軸）

肘関節矢状面

肘関節では，矢状面からみて屈・伸軸の前方を，前腕の回内・回外軸の内側を上方に走行するため，肘関節の屈曲，前腕回外の作用をもつ．

図2-1　上腕二頭筋短頭のストレッチング-全体像（1）

肩甲骨を外転方向に固定し，手関節の背屈位，肘関節の伸展・前腕の回内位から，肩関節の水平伸展操作で伸張する．

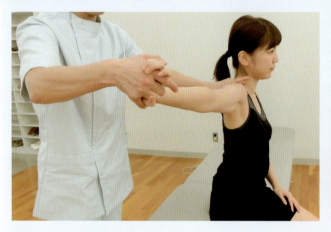
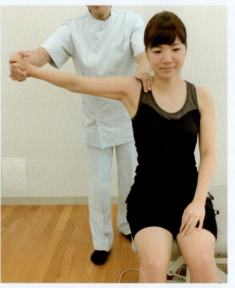

図2-2　上腕二頭筋短頭のストレッチング-全体像（2）

前腕の回内操作により，肩関節の内旋を引き起こさないように気をつける．本来は肩関節が外旋位のほうがより伸張されやすいが，セラピストの手が足りないため微妙な調整が必要となる．肘窩が前方を向くように気をつける．

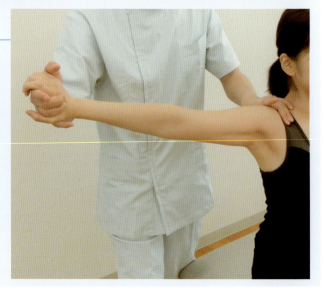

図2-3　肩関節の水平伸展による肩甲骨の内転（上腕二頭筋短頭の固定操作）

肩関節の水平伸展操作により肩甲骨は内転してくるため，肩甲骨の内転を肩甲骨外転方向へ固定する。

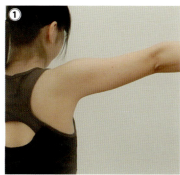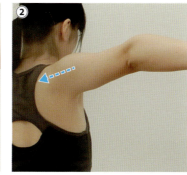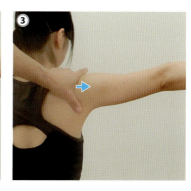

図2-4　肩甲骨固定方向の決定の仕方

同じ肩甲骨内転でも胸郭の丸みの形態などによっても動きは影響される。対象者それぞれに応じた固定方法をすべきである。対象者に応じた固定方法を見つけるためには，肩甲骨の形態に合うように固定手を置き，対象者の肩関節を軽度水平屈曲位から徐々に水平伸展をさせていく（①➡②➡③）。そのときに固定手は把持している手・指の形状を変えず，セラピストの手関節を橈背屈しながら対象者の肩甲骨の動きを妨げないように付いていく。

次いで，対象者に肩関節を水平屈曲位まで戻させ（③➡②➡①），同様に固定手は掌尺屈しながら手・指の形状を変えずに付いていくようにする。その固定手が戻っていく方向が固定操作の方向になる。

肩関節下垂位で肩甲帯が挙上しないよう上方から手掌でブロックし，鎖骨前部に中指を当てそれを支点にして外転方向に固定する。肩甲棘の中央よりやや外側部に母指球から母指のMP関節掌側が当たるように置き，後方移動をブロックする。

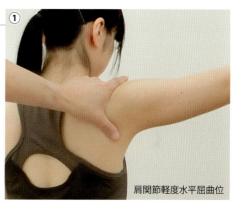

肩関節軽度水平屈曲位

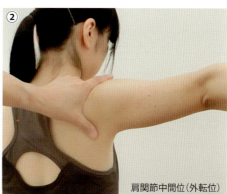

肩関節中間位（外転位）

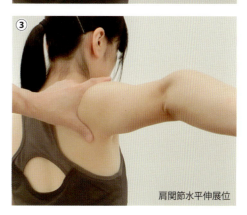

肩関節水平伸展位

図 2-5　上腕二頭筋短頭の固定操作

肩が水平伸展してきても肩甲骨が内転しないよう外転方向に固定すると，効率のいい肩甲上腕関節の水平伸展が可能となる。

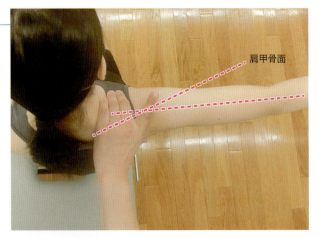

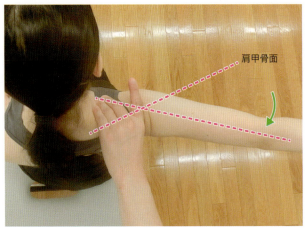

図 2-6　上腕二頭筋短頭の伸張操作 - 良くない例と良い例の比較

aは前腕の回内を入れすぎて，肩関節が内旋してしまっている。肩関節の内旋が入ると十分な伸張感は得られない。
bは回内を入れながらも，肘窩は前方（上腕骨外側上顆が上方）を向いており，肩関節の内旋はしていない。

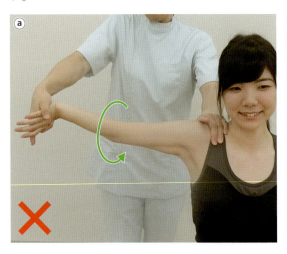
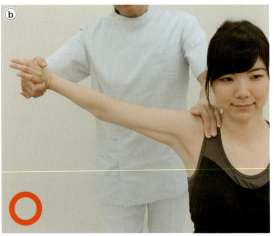

図 2-7 　上腕二頭筋短頭の伸張操作のコツ

前腕の回内位で，そのまま肩関節の水平伸展操作をすると自然に肩関節が内旋位になってしまう。やや上方へ分回しながら水平伸展方向にもってくると，前腕回内位でも肩関節の内・外旋中間位で伸展が可能となる。最終位では肘窩が前方（上腕骨外側上顆が上方）を向いていることを確認する。上腕前面が下方を向いていると肩関節は内旋位である。

確認事項

上腕二頭筋長頭と短頭のストレッチングをそれぞれやってみる。伸張感が，肩関節伸展では上腕二頭筋の外側（長頭）で，肩関節水平伸展では上腕二頭筋の内側（短頭）で確認できれば，正しくストレッチングできていると思ってよい。

注意事項

この態勢ではセラピストから対象者の表情を確認できないため，痛がっていても気がつかないことがある。対象者には前もって「痛かったら手を挙げる・声をかけるなどをして知らせてほしい」と伝えておく。

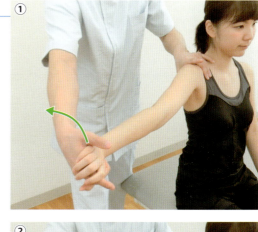

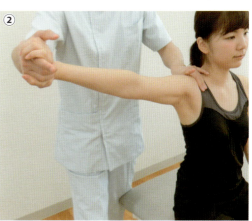

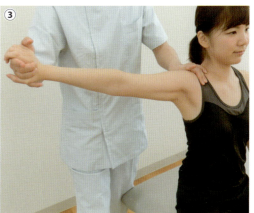

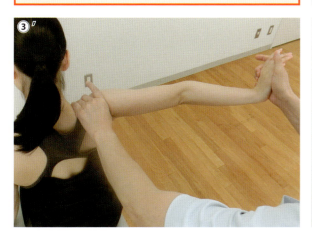

3 肘関節の筋 3

上腕筋 brachialis muscle

起　始	上腕骨掌側面遠位 1/2	支配神経	筋皮神経
停　止	尺骨粗面，肘関節前方関節包	髄節レベル	C5・C6

■ テクニカルヒント

筋の走行・機能	■ 肘関節の屈・伸軸の前方を通る	▶ 肘関節の屈曲作用をもつ
	■ 上腕から尺骨に向かう	▶ 純粋な腕尺関節の屈曲筋である
	■ 前腕の回内位・中間位・回外位のどの肢位でも屈曲筋としてはたらく	

固定操作ポイント	■ 肘の伸展操作で上腕骨（肩）はどう動くか？	▶ 肩関節は伸展方向に動く
	■ 肩の伸展にて上腕二頭筋が伸張されてしまうと上腕筋の伸張となりにくい	
	■ 伸張感が得られにくい筋である	▶ 筋腹を把持して固定する

伸張操作ポイント	■ 単純な肘の伸展操作で伸張する
	■ 上腕二頭筋の伸張にならないよう，肩関節の伸展を防止し，前腕は回外位で行う

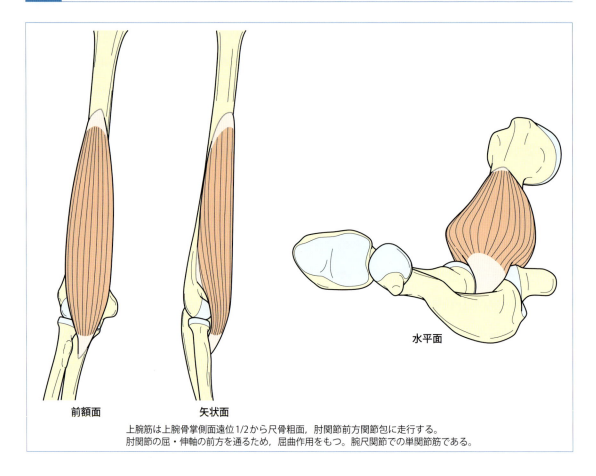

前額面　　矢状面　　水平面

上腕筋は上腕骨掌側面遠位 1/2 から尺骨粗面，肘関節前方関節包に走行する。
肘関節の屈・伸軸の前方を通るため，屈曲作用をもつ。腕尺関節での単関節筋である。

図3-1　上腕筋のストレッチング-全体像（1）

上腕二頭筋の緊張を抑制するために，前腕を回外位にて肘関節を伸展する。肘関節の伸展だけでは十分に伸張感が得られないことが多いため，起始部にて少し筋腹を浮き上がらせるように把持・固定し伸張する。

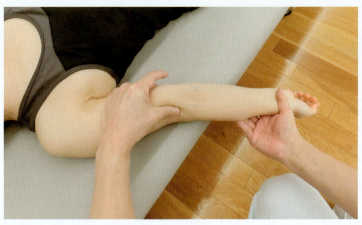

図3-2　上腕筋のストレッチング-全体像（2）

体側に上肢を置いて行った際に，上腕二頭筋の伸張感が先に得られてしまう場合は肩関節を屈曲位にするとよい（①②）。肘の過伸展がある場合においても，この方法は有効である。

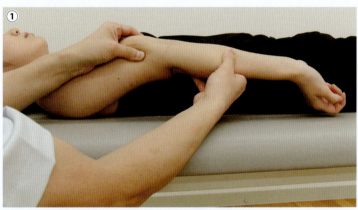

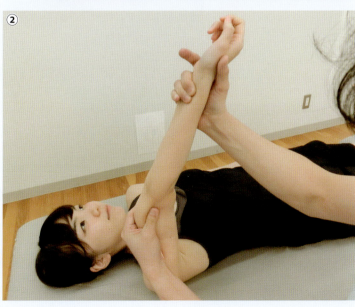

図 3-3 　上腕筋の固定操作（起始部の把持）

上腕筋の起始部の把持は，上腕二頭筋の深層にあることを考慮して，上腕骨から上腕筋を剥がすような意識で把持する必要がある。

上腕筋は上腕二頭筋の外側では比較的触れやすいものの，内側は上腕二頭筋に覆われているうえに，尺骨神経や正中神経が走行しているため，把持しづらい。そのため，内側では尺骨神経の走行より掌側で把持することで，神経の圧迫症状を回避することができる。

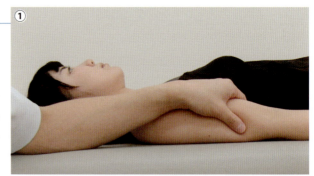

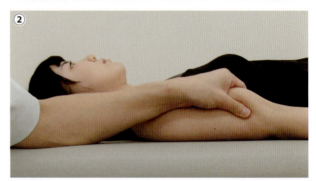

図 3-4 　上腕筋の伸張操作

伸張操作は対象者の前腕回外位を維持したまま，肘関節を伸展するだけである。

対象者の肘関節に著明な過伸展を認める場合は，セラピストは左手で把持している対象者の上腕筋起始部を浮かすのみでなく，上腕骨遠位を持ち上げるように操作する。そうすると対象者の過伸展に対応できる。

もし上腕骨遠位の持ち上げ操作で，把持されている上腕筋に痛みが生じる場合は，ベッド端から対象者の前腕以遠を出し，過伸展させてもよい（④）。

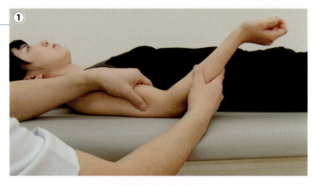

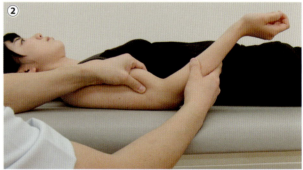

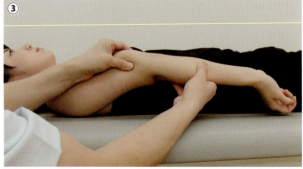

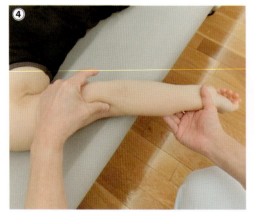

3 肘関節の筋 4

腕橈骨筋 brachioradialis muscle

起始	上腕骨外側上顆上稜の近位2/3	支配神経	橈骨神経
停止	橈骨茎状突起の基部	髄節レベル	C5・C6

■テクニカルヒント

筋の走行・機能	■ 肘関節の屈・伸軸の前方を通る	▶	肘関節の屈曲作用をもつ
	■ 上腕の外側から前腕の外側に向かう	▶	前腕の回内位からの回外作用，回外位からの回内作用をもつ
	■ 手関節をまたがない	▶	手関節は操作しない（掌屈位にしてはいけない）
固定操作ポイント	■ 前腕の操作で上腕骨（肩）はどう動くか？	▶	上腕は内旋する
	■ 伸張感が得られにくい筋である	▶	起始寄りの筋腹で把持して固定する
伸張操作ポイント	■ 先に前腕を回内位にしてから，肘関節を伸展して伸張する		

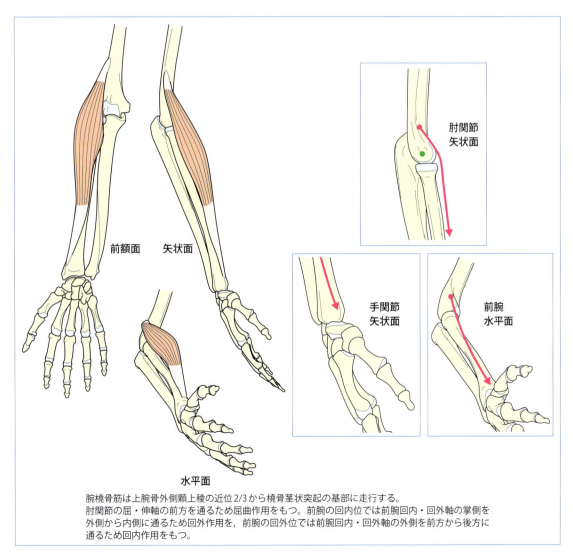

腕橈骨筋は上腕骨外側顆上稜の近位2/3から橈骨茎状突起の基部に走行する。
肘関節の屈・伸軸の前方を通るため屈曲作用をもつ。前腕の回内位では前腕回内・回外軸の掌側を外側から内側に通るため回外作用を，前腕の回外位では前腕回内・回外軸の外側を前方から後方に通るため回内作用をもつ。

図4-1　腕橈骨筋のストレッチング-全体像（1）

肘関節を軽度屈曲位とし，起始寄りの筋腹を徒手的に把持して，前腕を回内としてから肘関節を伸展する。

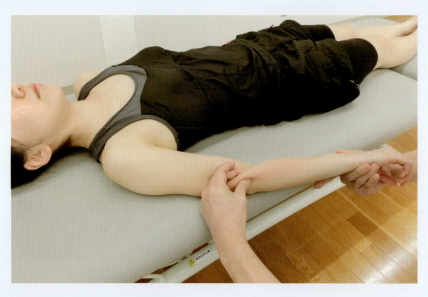

図4-2　腕橈骨筋のストレッチング-全体像（2）

単純な伸張操作では伸張感が得られることが少ない。そのため筋腹を徒手的につまみ上げるように把持する。前腕の回内操作は手関節をまたがないように，前腕遠位で行う。

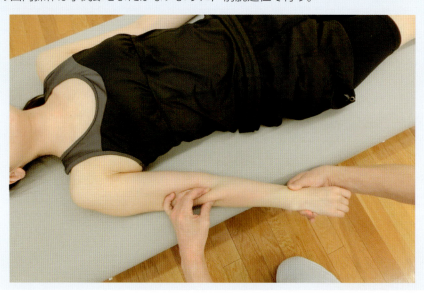

図4-3　腕橈骨筋の固定操作

単に起始停止を遠ざけるだけでは伸張感を得られないことがほとんどである（**a**）。そのため，起始部の筋腹周囲をセラピストの母指と中指で骨より浮かすように把持することで（**b**），伸張感が得られるようになる。

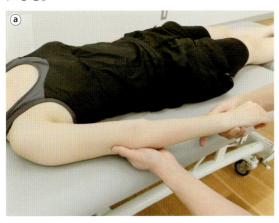
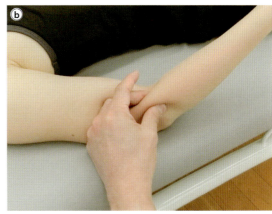

図4-4　腕橈骨筋の伸張操作（走行イメージ）

回内位にしたほうが（**b**）対角線の走行となり起始停止が遠ざかる。

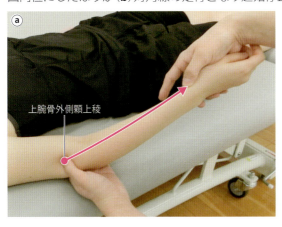
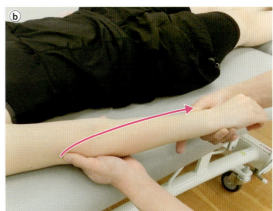

図4-5　腕橈骨筋の伸張操作

セラピストは対象者の腕橈骨筋の起始部付近で筋腹を把持した後（①），対象者の前腕を回内位としてから肘関節を伸展して伸張する（②）。

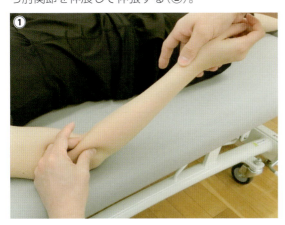
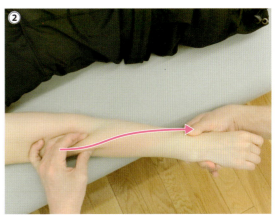

3 肘関節の筋 5

上腕三頭筋長頭 triceps brachii long head

起始	肩甲骨関節下結節	支配神経	橈骨神経
停止	尺骨肘頭	髄節レベル	C7・C8

■ テクニカルヒント

筋の走行・機能
- 肩甲上腕関節の内・外転軸の内側を通る ▶ 肩甲上腕関節のわずかな**内転**作用をもつ
- 肩甲上腕関節の屈・伸軸の後方を通る ▶ 肩甲上腕関節の**伸展**作用をもつ
- 肩甲上腕関節の内・外旋軸の後方を通る ▶ 肩甲上腕関節のわずかな**外旋**作用をもつ
- 肘関節の屈・伸軸の後方を通る ▶ 肘関節の**伸展**作用をもつ

固定操作ポイント
- 起始の固定はどう行うか？ ▶ 肩甲骨の**上方回旋**が生じるのを止める

伸張操作ポイント
- 肘関節を**最大屈曲位**とする
- 肩甲上腕関節の**屈曲操作**で伸張する
- 肩甲上腕関節の屈曲操作の際に，上腕骨の長軸遠位方向へ**牽引**をかけながら行う

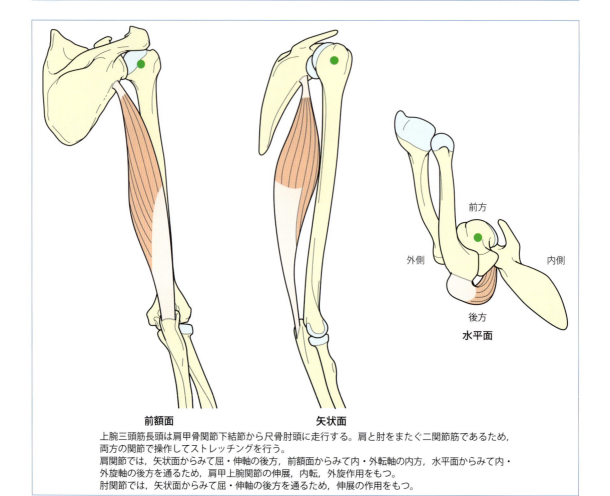

前額面　　矢状面　　水平面

上腕三頭筋長頭は肩甲骨関節下結節から尺骨肘頭に走行する．肩と肘をまたぐ二関節筋であるため，両方の関節で操作してストレッチングを行う．
肩関節では，矢状面からみて屈・伸軸の後方，前額面からみて内・外転軸の内方，水平面からみて内・外旋軸の後方を通るため，肩甲上腕関節の伸展，内転，外旋作用をもつ．
肘関節では，矢状面からみて屈・伸軸の後方を通るため，伸展の作用をもつ．

図 5-1 上腕三頭筋長頭のストレッチング-全体像(1)

対象者の手関節を背屈位，肘関節を屈曲・前腕を回外位でセットする。最後に肩甲上腕関節の屈曲操作で伸張する。

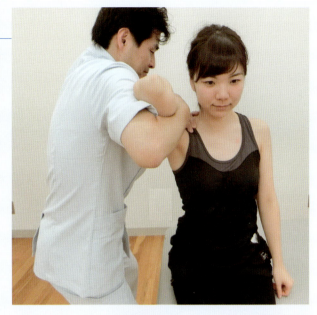

図 5-2 上腕三頭筋長頭のストレッチング-全体像(2)

伸張操作である肩甲上腕関節の屈曲操作の際には，肩甲骨を下方回旋方向に固定する。

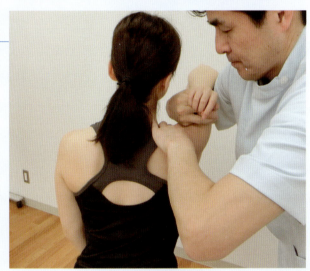

図 5-3 上腕三頭筋長頭のストレッチング-全体像(3)

肩甲上腕関節の屈曲操作を行う際には，上腕骨長軸の遠位方向に牽引をかけながら行うと伸張感が得られやすい。

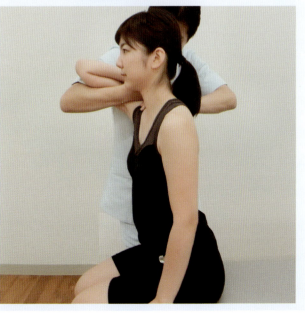

図 5-4　肩関節の屈曲による肩甲骨の上方回旋の固定方向

肩甲上腕関節を屈曲してくると肩甲骨の上方回旋が起こる。そのため，セラピストは対象者の肩甲骨を下方回旋方向に固定する必要がある。肩甲骨の固定はセラピストの左手の示指MP関節橈掌側を肩峰に，母指掌側全体を棘下窩（三角筋後部線維にかからない位置）に当てる。セラピストの手関節は掌背屈・橈尺屈ともに中間位を維持しておく。

その状態から，まずは肩関節を最大屈曲位（①）とし，少しずつ上肢下垂位まで②➡③のように下ろしてくる。その際のセラピストの左手前腕の動く方向が，肩関節屈曲時における肩甲骨上方回旋防止のための固定方向となる。

対象者の肩峰にセラピストの示指MP関節掌橈側部を当てて，肩峰が上がってこないようブロックし，肩甲骨の上方回旋を止める。

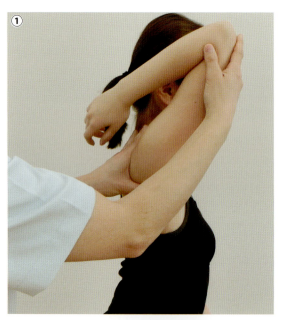
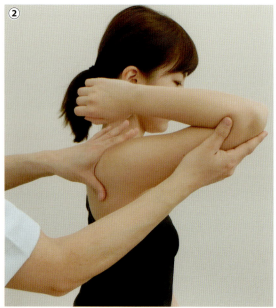
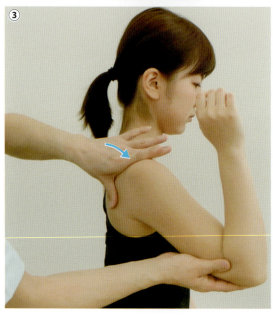

図 5-5 肘関節屈曲位の保持（1）

セラピストは対象者の肘を最大屈曲位で保持するために，右手で対象者の前腕を回外位，手関節を背屈位に保持する。

セラピストの右肘を屈曲位にして対象者の上腕部を支え，手で対象者の手関節を背屈位に保持する。

前腕を回外位にする目的は，回内位では肘を曲げた際に，対象者の上腕骨と尺骨の間に橈骨が位置し，最大屈曲位を妨げるためである。また手関節背屈位にする目的は，手関節掌屈位では肘関節屈曲の際に，対象者の指先が自身の肩に当たり，屈曲しづらくなるためである。

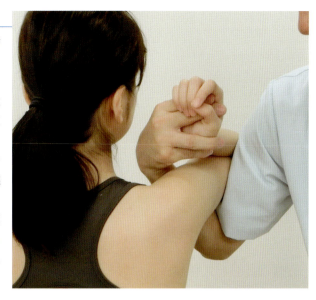

図 5-6 肘関節屈曲位の保持（2）

セラピストの肘は屈曲位をとり，上腕部と前腕部で対象者の上腕を挟むようにする（→）。この際，対象者の肩関節はやや内旋位となるようにする。

セラピストの右母指は尺骨遠位背側に当てて，肘関節が最大屈曲位を保てるようにする。

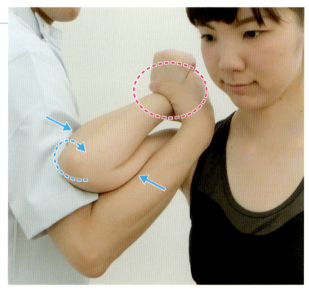

図 5-7 上腕三頭筋長頭の伸張操作（1）

セラピストは対象者の肩甲骨が上方回旋しないように左手で下方回旋方向に固定する。その後，対象者の肘関節を屈曲位に保持したまま，肩甲上腕関節を屈曲していく。

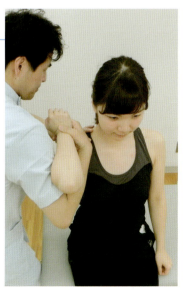 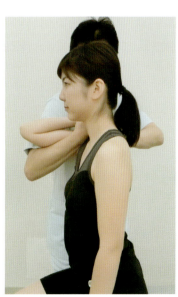

II 肘関節の筋 ▶ 上腕三頭筋長頭

図 5-8　上腕三頭筋長頭の伸張操作（2）

肩甲骨の固定の際，セラピストは対象者の肩関節屈曲に伴う肩甲骨の外転・上方回旋とともに，肩峰が上方・前方移動してくるのをブロックする。このときの操作は移動を止めるのみでよく，無理に肩峰を押さえつけることはしない。

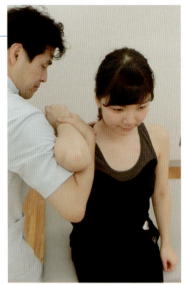
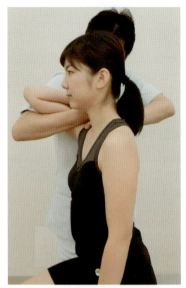

図 5-9　上腕三頭筋長頭の伸張操作（3）

セラピストは対象者の肩関節屈曲操作に併せて，わずかな外転（①）と内旋とを意識して加える。
さらに対象者の右上肢の牽引操作を同時に加えると伸張感が得られやすい（②）。

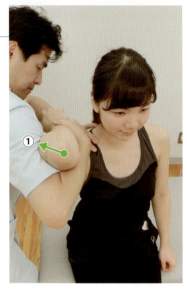
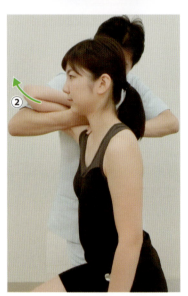

図 5-10　肩関節屈曲操作に伴う牽引操作

対象者の肩関節屈曲操作に伴う牽引操作は，セラピストは肘関節で挟んだ対象者の上腕遠位部①のみでなく，対象者の手掌部②にも同時に加えるのがコツである。

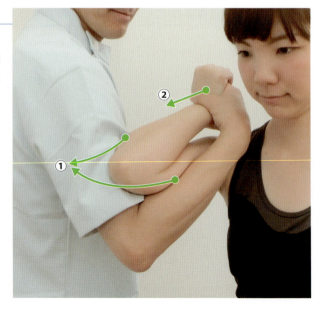

3 肘関節の筋 6

上腕三頭筋外側頭 triceps brachii lateral head
上腕三頭筋内側頭 triceps brachii medial head

起　始	（外側頭）上腕骨近位背側面で橈骨神経溝より近位 （内側頭）上腕骨近位背側面で橈骨神経溝より遠位	支配神経	橈骨神経
停　止	尺骨の肘頭	髄節レベル	C7・C8

■テクニカルヒント

筋の走行・機能
- 上腕骨から起始し尺骨に停止する ▶ 肘をまたぐ単関節筋である
- 肘関節の屈伸軸の後方を通る ▶ 肘関節の伸展作用をもつ
- 橈骨神経溝の近位に上腕三頭筋外側頭，遠位に内側頭が起始する

固定操作ポイント
- 肘の屈曲操作だけでは伸張しづらい ▶ 外側頭・内側頭ともに起始部での把持による固定が伸張感に影響する
- 把持はやや骨より浮かせる操作を加え，さらに近位へシフトすると伸張させやすい
- 内側頭はより深い部位での把持が必要となる

伸張操作ポイント
- 伸張操作の屈曲はゆっくり行い，把持している手で伸張感を確認しながら行う
- 上腕三頭筋長頭の伸張にならないよう，肩関節は伸展位で行う

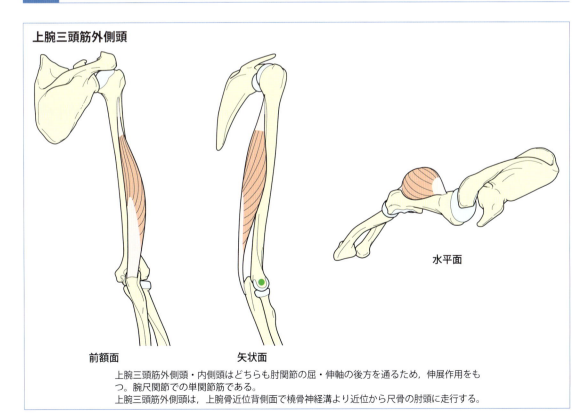

上腕三頭筋外側頭

前額面　　矢状面　　水平面

上腕三頭筋外側頭・内側頭はどちらも肘関節の屈・伸軸の後方を通るため，伸展作用をもつ。腕尺関節での単関節筋である。
上腕三頭筋外側頭は，上腕骨近位背側面で橈骨神経溝より近位から尺骨の肘頭に走行する。

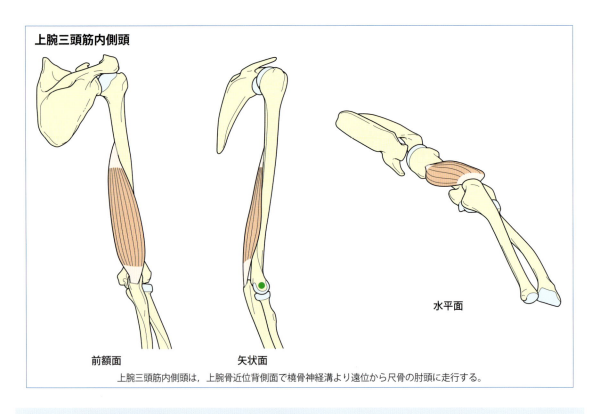

上腕三頭筋内側頭

前額面　　　矢状面　　　水平面

上腕三頭筋内側頭は，上腕骨近位背側面で橈骨神経溝より遠位から尺骨の肘頭に走行する。

図6-1　上腕三頭筋外側頭のストレッチング-全体像

対象者の肘関節を軽度屈曲位で，橈骨神経溝の近位にある外側頭を起始部で把持した後，肘関節を屈曲し伸張する。

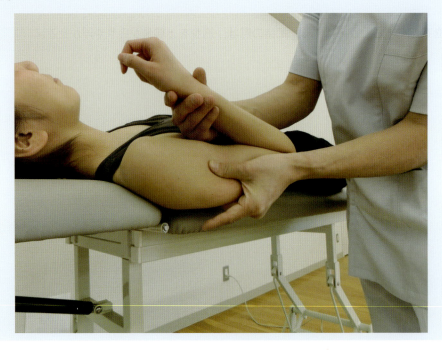

図6-2 上腕三頭筋外側頭のストレッチング（起始部の触診）

固定（把持）する部位の確認のため，三角筋後部線維の後縁（①），橈骨神経溝を触診し（②），上腕三頭筋外側頭の起始部・筋腹部位を確認する。

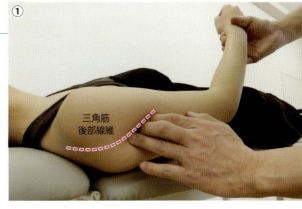

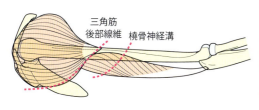

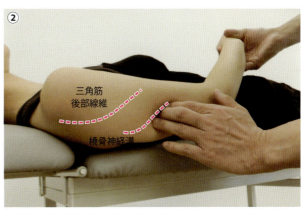

図6-3 上腕三頭筋外側頭の伸張操作

セラピストは対象者の肘関節を軽度屈曲位まで伸展し，触診で確認した上腕三頭筋外側頭の起始部よりもやや遠位で筋腹を左手で把持する。把持の際は，筋腹を上腕骨からやや浮かせるように持ち上げる（①）。

把持できたら，セラピストは右手で対象者の肘関節を屈曲して伸張する（②）。エンドフィールを確認しつつ，左手で把持している上腕三頭筋外側頭に生じる伸張感を感じながら行う。

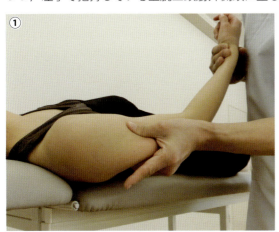

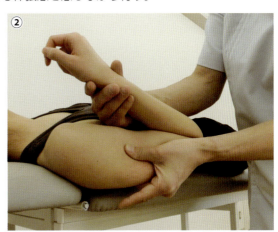

図 6-4　上腕三頭筋内側頭のストレッチング - 全体像

対象者の肘関節を軽度屈曲位とし，橈骨神経溝の遠位にある内側頭を尺骨神経の圧迫に注意しながら把持する。内側頭は上腕骨背側深部に位置するので，しっかりと深層をねらった把持操作が必要である。その後，肘関節を屈曲し伸張する。

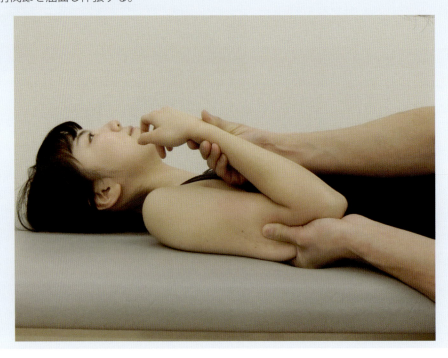

図 6-5　上腕三頭筋内側頭のストレッチング - 起始部の触診と把持（固定）の部位

固定（把持）する部位の確認のため、まずは橈骨神経溝を触診する（①）。内側頭は神経溝より遠位で把持することになる。次に上腕の内側部で尺骨神経の位置を確認する（②）。
固定時に尺骨神経を押さえてしまうと、圧迫により痛みが引き起こされる。そのため、尺骨神経をよけて内側頭を把持し固定する（③）。

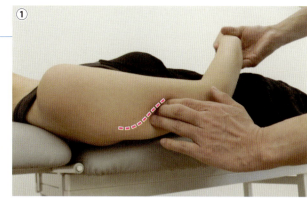
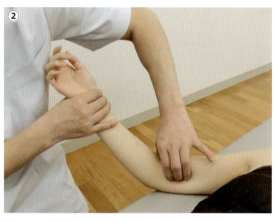
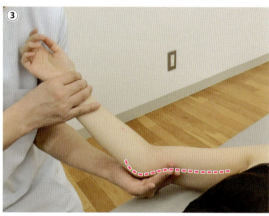

図 6-6　上腕三頭筋内側頭の固定操作（把持）

把持部位を確認したら、セラピストの右手で、対象者の上腕骨（橈骨神経溝の）遠位かつ尺骨神経の背側で上腕三頭筋の内側頭を把持する（①）。把持するコツは、筋腹を少し骨から浮かせるよう（↶）にすること（②）、やや近位へシフト（→）するようにする（③）ことである。

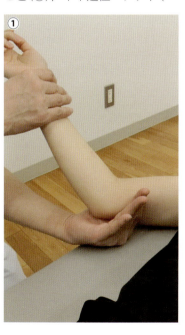
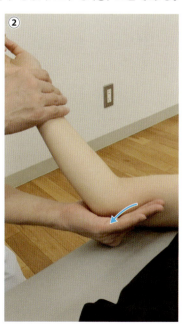
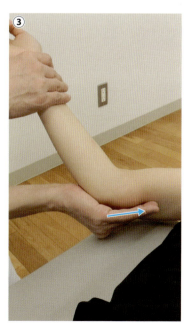

図6-7　上腕三頭筋内側頭の伸張操作

セラピストは左手で対象者の上腕三頭筋内側頭を把持（固定）したら（①②），右手で対象者の肘関節を屈曲し，伸張する（③④）。
屈曲の際には，エンドフィールを確認しながら，左手で把持している上腕三頭筋内側頭に伸張感が感じられるのを確認しながら行う。

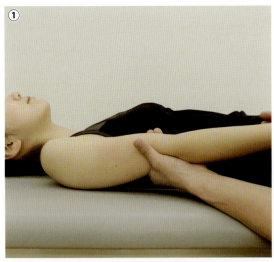
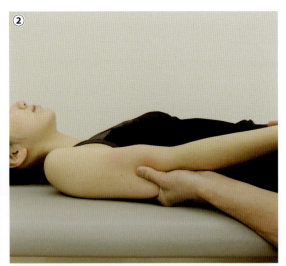
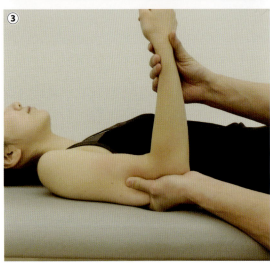
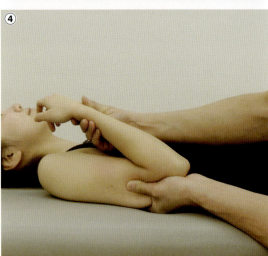

3 肘関節の筋 7

円回内筋 pronator teres muscle

起　始	上腕骨内側上顆, 尺骨鈎状突起の内側面	支配神経	正中神経
停　止	橈骨中央外側	髄節レベル	C6〜C7

■ テクニカルヒント

筋の走行・機能	■ 前額面において肘関節の外反軸の内側を通る	▶	肘関節の外反防止作用をもつ
	■ 矢状面において肘関節の屈・伸軸の前方を通る	▶	肘関節の屈曲作用をもつ
	■ 水平面において前腕の回内・回外軸の前方を内側から外側に向かう	▶	前腕の回内作用をもつ
他の筋の影響	■ その他の前腕屈筋群の影響を極力排除する	▶	手関節を掌屈位にして緩める
固定操作ポイント	■ 前腕の操作で肩関節はどう動くか？	▶	肩関節は外旋する（内旋方向に固定する）
	■ 上腕骨だけの固定では伸張感が得られにくい場合	▶	円回内筋の筋腹自体を近位方向に固定する

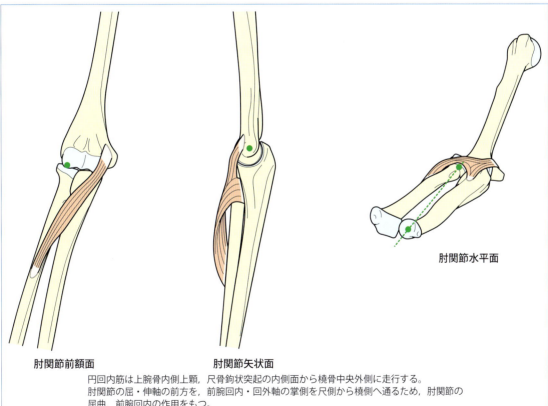

肘関節前額面　　肘関節矢状面　　肘関節水平面

円回内筋は上腕骨内側上顆, 尺骨鈎状突起の内側面から橈骨中央外側に走行する。肘関節の屈・伸軸の前方を, 前腕回内・回外軸の掌側を尺側から橈側へ通るため, 肘関節の屈曲, 前腕回内の作用をもつ。

図7-1 円回内筋のストレッチング-全体像

対象者の肘関節を伸展位とする。セラピストは対象者の内側上顆を固定する。セラピストは左手の母指球を対象者の橈骨中央掌側に当て，前腕を回外することで円回内筋を伸張する。

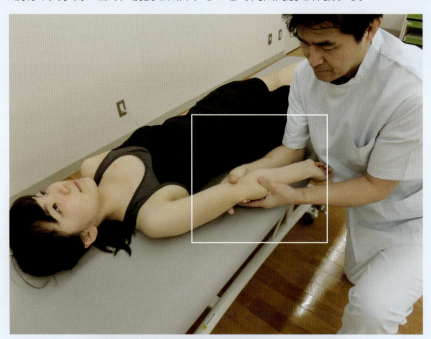

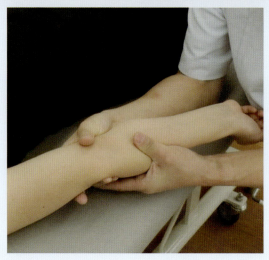

図7-2 円回内筋の伸張操作(1)

まず対象者の右肘を伸展位とする。セラピストは右手の母指球で対象者の内側上顆を肩外旋防止のために内旋方向に固定する。セラピストの左手は円回内筋の停止部である橈骨中央外側を確認する。

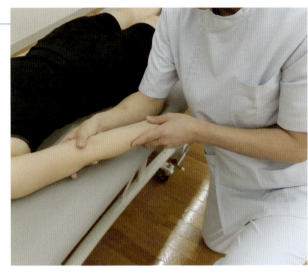

図7-3 円回内筋の伸張操作(2)

セラピストの左母指球を対象者右手の橈骨中央外側に前方から置き，母指先端を内側上顆に向けて置く。その下に円回内筋が走行しているイメージをもつ。

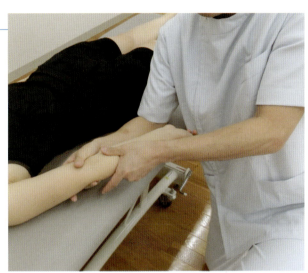

図7-4 円回内筋の伸張操作(3)

セラピストは対象者の内側上顆の固定に気をつけながら，前腕を回外方向に操作する。単なる回外操作ではなく，あくまでも起始と停止を遠ざけるように意識しながら操作する（肘伸展・外反・前腕回外操作）。

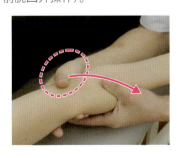

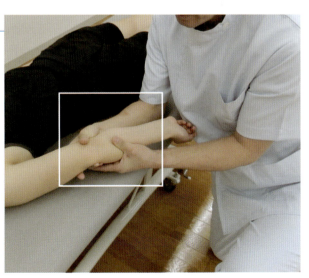

図7-5 円回内筋の伸張操作別法(1)

前ページの方法で十分な伸張ができない場合は次のように行う。

円回内筋の停止部である橈骨中央外側にセラピストの左母指球を置き,起始である内側上顆に母指先を向ける。このとき,セラピストの左母指の下に対象者の円回内筋が走行していることになる。

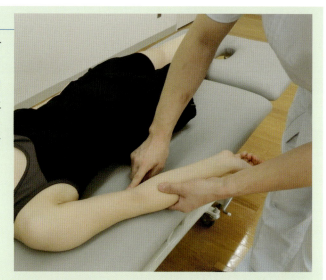

図7-6 円回内筋の伸張操作別法(2)

セラピストは左母指で,対象者の円回内筋の筋腹を起始である内側上顆に近づけるよう押しこむ。この場合,円回内筋の筋腹を押さえているセラピストの母指の部分が起始の代わりとなる。

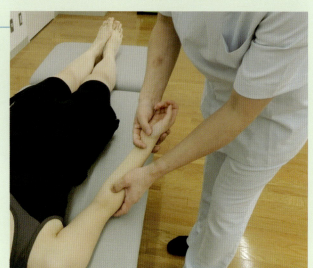

図7-7 円回内筋の伸張操作別法(3)

次いで,セラピストは右手で対象者の前腕を回外方向に操作する。ストレッチングされる部分は,セラピストが押さえている母指〜停止部である橈骨中央外側までとなる。

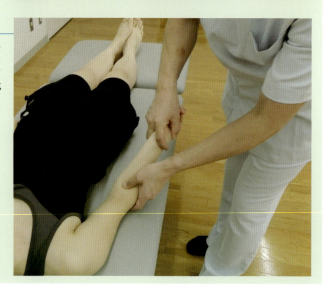

図 7-8 円回内筋の伸張操作別法（詳細）

セラピストの左母指の操作で大切なことは，しっかり円回内筋を捉えてから内側上顆に寄せることである。そのため，左母指の指腹で真上から押さえるのではなく，指尖から深部近位に向け，筋腹を捉えながら押さえる（①）。

押さえきったときは指腹（面）を用いるようにする（②）。そのまま，前腕を回外（肘伸展・外反・前腕回外操作）して伸張する（③）。

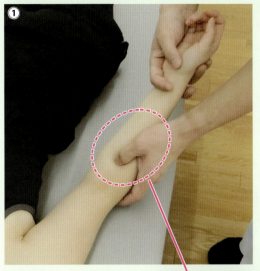
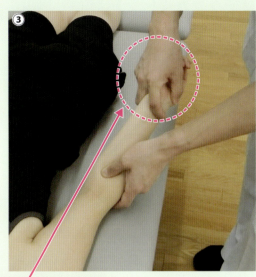
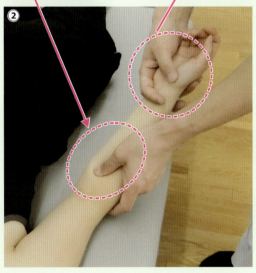

4 手関節および手指の筋 1

長掌筋 palmaris longus muscle

起　始	上腕骨内側上顆	支配神経	正中神経
停　止	手掌腱膜	髄節レベル	C7・C8・T1

■ テクニカルヒント

筋の走行・機能	■ 肘関節の屈・伸軸の前方を通る	▶	肘関節の屈曲作用をもつ
	■ 回内回外の軸の前方を内側から外側に向かう	▶	前腕の回内作用をもつ
	■ 手関節の掌・背屈軸の掌側を通る	▶	手関節の掌屈作用をもつ
	■ 手関節の橈・尺屈軸の上を通る	▶	手関節の橈屈・尺屈作用はもたない
	■ 手指には付着しない	▶	指の関節操作をしない
	■ 手掌腱膜に停止する	▶	手掌腱膜は張らせるようにする
固定操作ポイント	■ 前腕の操作で上腕骨（肩）はどう動くか	▶	上腕は外旋する（内旋方向に固定する）
	■ 伸張感が得られにくいので，筋腹を直接固定する		
伸張操作ポイント	■ 各指を伸展位にせず，手掌腱膜を張らせてから，手関節を背屈する		
	■ 固定している指の下を筋腹が滑走し始めるのを感じたら，伸張操作を止める		

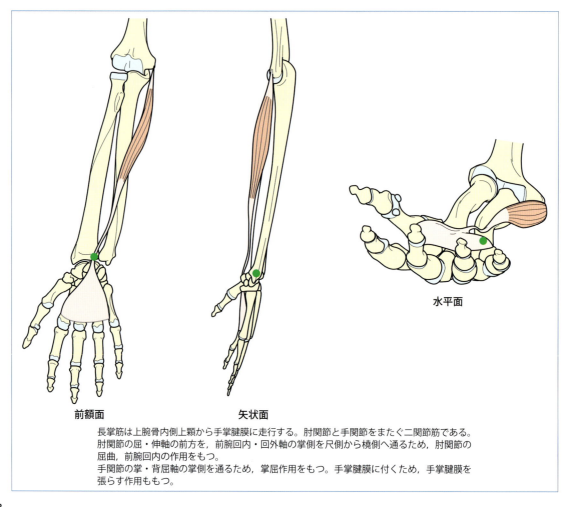

前額面　　矢状面　　水平面

長掌筋は上腕骨内側上顆から手掌腱膜に走行する。肘関節と手関節をまたぐ二関節筋である。肘関節の屈・伸軸の前方を，前腕回内・回外軸の掌側を尺側から橈側へ通るため，肘関節の屈曲，前腕回内の作用をもつ。
手関節の掌・背屈軸の掌側を通るため，掌屈作用をもつ。手掌腱膜に付くため，手掌腱膜を張らす作用ももつ。

図1-1　長掌筋のストレッチング-全体像

長掌筋の筋腱移行部のわずかな近位を徒手的に押さえながら，前腕回外位にて，手関節を背屈して伸張する。

把持している手部は，母指球・小指球を含めて，手掌腱膜が張るように把持する。その際，手指が伸展位にならないよう注意する。

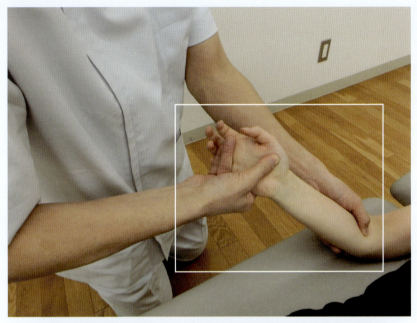

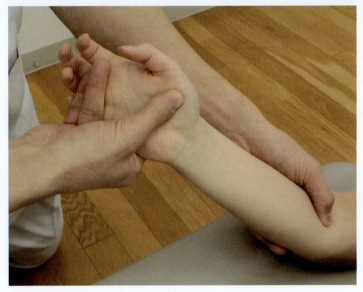

図 1-2　長掌筋の触診

長掌筋は関節操作での伸張がしづらい筋なので，固定の代わりに筋腹自体を押さえたうえで伸張する方法をとる。

①：対象者の手関節を軽度掌屈位でセラピストが保持し，対象者には母指と小指の指腹を合わせるように指示する。すると手関節の中央あたりで，手掌腱膜の表層を走る長掌筋の腱の浮き上がりが確認できる。

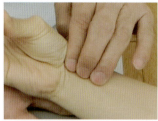
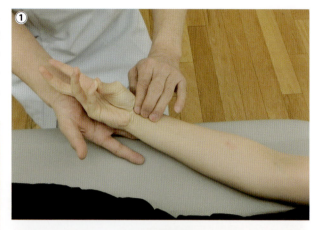

②〜④：対象者は母指と小指の指腹を合わせる動きと弛緩を繰り返し行う。セラピストは他方の指で，長掌筋の腱を確認し起始である内側上顆に向かって触診を進める（②）。長掌筋全長の中央くらいに筋腱移行部がある（③）。それよりも近位で固定することになる（④）。

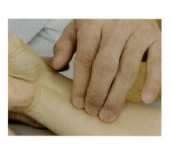
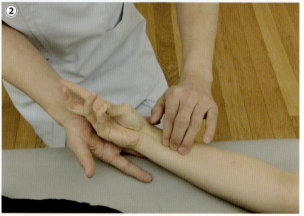
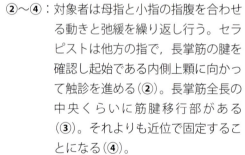
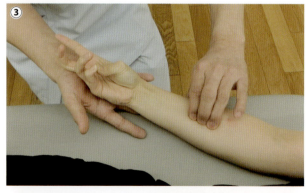
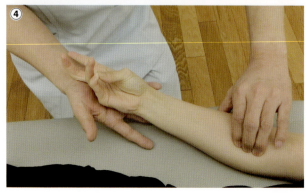

図1-3 長掌筋の固定操作

長掌筋の筋腱移行部の近位での固定は，筋腹に対し痛くないように圧をかける必要がある。まずはセラピストの母指先端をねらった部位にIP関節屈曲位で置き（①），その後IP関節を伸展しつつ沈ませるようにしながら，深く筋を捉えていき，母指の指腹で筋腹を固定する（②）。

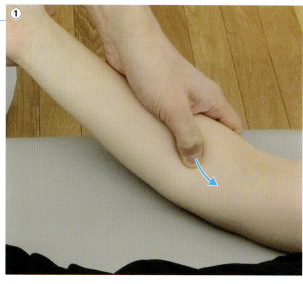

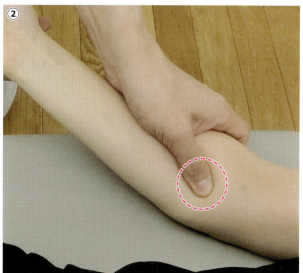

図1-4 長掌筋の伸張操作

セラピストは左手の母指で長掌筋の筋腹での固定を行った後，右手で対象者の手掌腱膜を張らせて手関節を背屈して伸張する。
指屈筋群の伸張を防止するため，手指は自然屈曲位のまま行う。

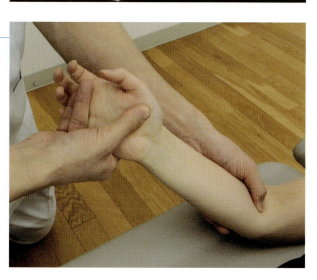

4 手関節および手指の筋 2

橈側手根屈筋 flexor carpi radialis muscle

起始	上腕骨内側上顆	支配神経	正中神経
停止	示指・中指の中手骨底の掌側	髄節レベル	C6・C7

■ テクニカルヒント

筋の走行・機能	■ 肘関節の屈・伸軸の前方を通る	▶	肘関節の屈曲作用をもつ
	■ 上腕の内側から前腕の外側に向かう	▶	前腕の回内作用をもつ
	■ 手関節の掌・背屈軸の掌側を通る	▶	手関節の掌屈作用をもつ
	■ 手関節の橈・尺屈軸の橈側を通る	▶	手関節の橈屈作用をもつ
固定操作ポイント	■ 前腕の操作で上腕骨（肩）はどう動くか？	▶	上腕は外旋する（内旋方向に固定する）
	■ 上腕のどの部分を止めると固定しやすいか？	▶	上腕骨は遠位部である顆部が把持しやすい
伸張操作ポイント	■ 手関節の背屈では近位手根列はどちらに移動するか？	▶	背屈では掌側に移動する

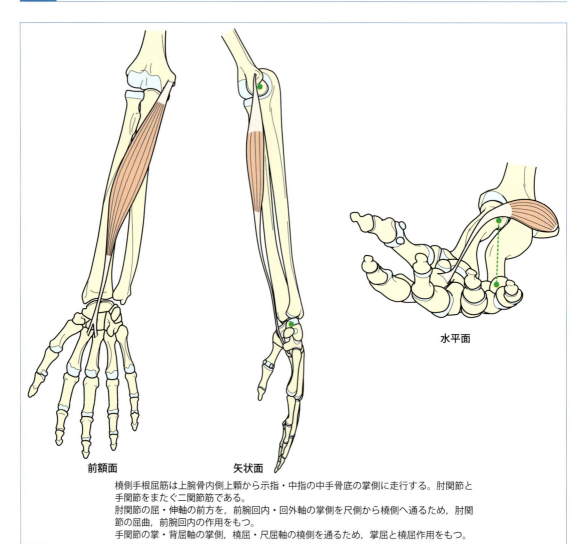

前額面　　矢状面　　水平面

橈側手根屈筋は上腕骨内側上顆から示指・中指の中手骨底の掌側に走行する。肘関節と手関節をまたぐ二関節筋である。
肘関節の屈・伸軸の前方を，前腕回内・回外軸の掌側を尺側から橈側へ通るため，肘関節の屈曲，前腕回内の作用をもつ。
手関節の掌・背屈軸の掌側，橈屈・尺屈軸の橈側を通るため，掌屈と橈屈作用をもつ。

図 2-1 橈側手根屈筋のストレッチング-全体像

伸張操作である前腕の回外により，上腕骨は肩外旋方向に動いてしまう．したがって，セラピストは左手で上腕骨を肩内旋方向に固定する．

母指球を上腕骨の内側上顆に前方より当て，他の指は肘頭あたりで把持する．セラピストは自分の右手を回外させながら把持した上腕骨を内旋方向へと固定する．

伸張操作では，セラピストは左母指を対象者の示指・中指の中手骨底の掌側に当て，示指・中指の先を対象者の尺骨頭遠位（近位手根列尺側）に置く．セラピストは対象者の肘関節伸展・前腕回外，手関節背屈・尺屈へ操作し伸張する．

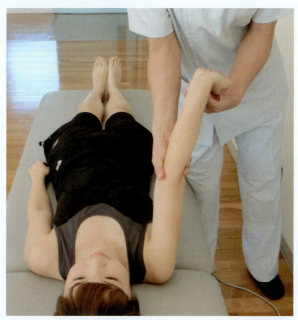

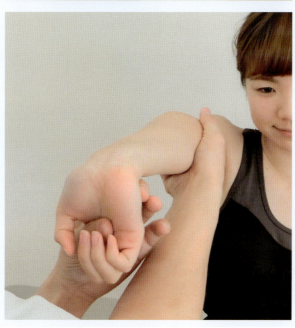

図 2-2　橈側手根屈筋の固定操作（1）

伸張操作である前腕の回外により，対象者の上腕骨は肩外旋方向に動いてしまう。したがって，セラピストは右手で対象者の上腕骨を肩内旋方向に固定する。

上腕骨の骨幹部は円筒状で固定しづらいため，上腕骨内側上顆を利用して固定する。

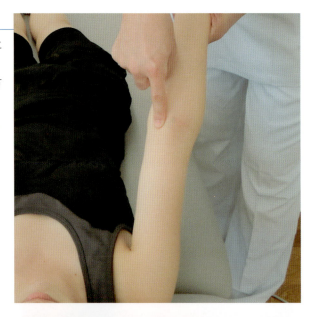

図 2-3　橈側手根屈筋の固定操作（2）

セラピストは右手の母指球を，上腕骨の内側上顆に前方より当て，他の指は肘頭後面あたりで把持する（①）。セラピストは自分の右手を前腕回外させながら把持した対象者の上腕骨を肩関節内旋方向へ固定する（②）。

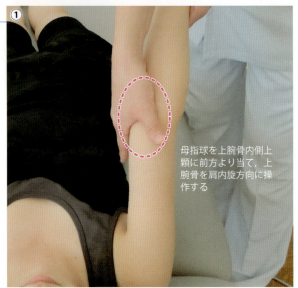

母指球を上腕骨内側上顆に前方より当て，上腕骨を肩内旋方向に操作する

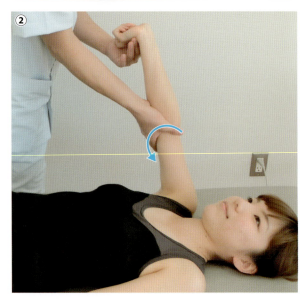

図2-4 橈側手根屈筋の伸張操作(把持)

セラピストは対象者の示指・中指の中手骨底掌側に母指を，近位手根列背側(および尺側)に示指と中指の尖端を置く(①)。

セラピストは対象者の前腕を回外，手関節を背屈・尺屈する際に，近位手根列を示指と中指尖端で背側から掌側やや橈側方向へ押し上げる(②)。

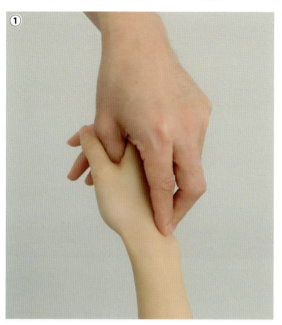
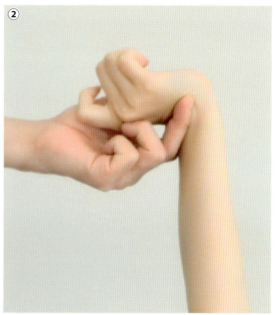

cのように凹凸の法則を考慮せず行うと，対象者の近位手根列はその近位・遠位骨の間で圧縮ストレスを受けることになる。また滑走距離も不十分で伸張距離が低下する。さらに橈側・掌側の腱や，その他の軟部組織の局所ストレスが大きくなり，場合によっては痛みを引き起こす。

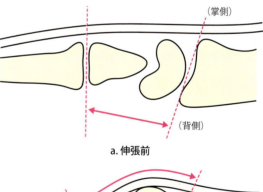
a. 伸張前

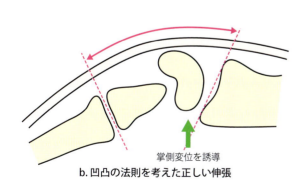
b. 凹凸の法則を考えた正しい伸張

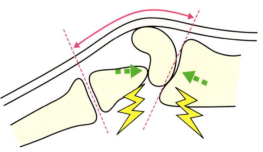
c. 凹凸の法則を考慮していない伸張

図 2-5　橈側手根屈筋の伸張操作

① セラピストは右手でしっかり対象者の上腕部を肩関節内旋方向へ固定した後，左手の操作で対象者の前腕回外，手関節を背屈・尺屈操作をして伸張する。

② 手関節の背屈と尺屈による伸張操作は分けて行わず，前腕回外の流れのなかで自然に行う。セラピストの左手の示指・中指は対象者の近位手根列背側に，母指は対象者の第2・3中手骨底掌側に当てる。

③ セラピストは対象者の手関節を背屈・尺屈する際に，右手の示指・中指で対象者の近位手根列を背側やや橈側方向へと誘導する。

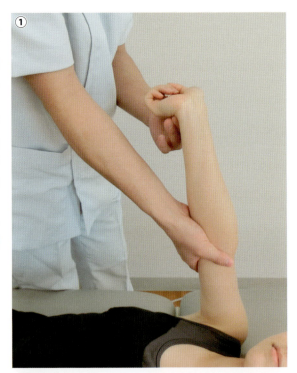

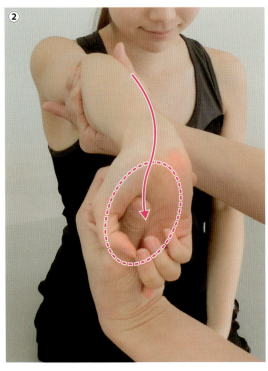

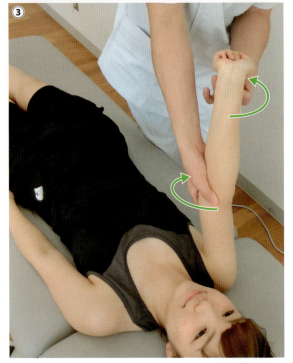

4 手関節および手指の筋 3

尺側手根屈筋 flexor carpi ulnaris muscle

起　始	上腕頭：上腕骨内側上顆 尺骨頭：肘頭の内側面から尺骨後縁の近位 2/3	支配神経	尺骨神経
停　止	豆状骨を介し小指の中手骨底掌側，有鉤骨鉤	髄節レベル	C8・T1

■ テクニカルヒント

筋の走行・機能	■ 肘関節の屈・伸軸の前方を通る	▶	肘関節の屈曲作用をもつ
	■ 前腕の回内・回外軸の内側を後側から前側に向かう	▶	前腕のわずかな回内作用をもつ
	■ 手関節の掌・背屈軸の掌側を通る	▶	手関節の掌屈作用をもつ
	■ 手関節の橈・尺屈軸の尺側を通る	▶	手関節の尺屈作用をもつ
	■ 豆状骨に停止する		
固定操作ポイント	■ 前腕の操作で上腕骨（肩）はどう動くか？	▶	上腕は外旋する（内旋方向に固定する）
	■ 上腕のどの部分を止めると固定しやすいか？	▶	上腕骨遠位部の顆部で把持する
伸張操作ポイント	■ 豆状骨で伸張操作する	▶	手関節の操作に加え，豆状骨を遠位・橈側に引く

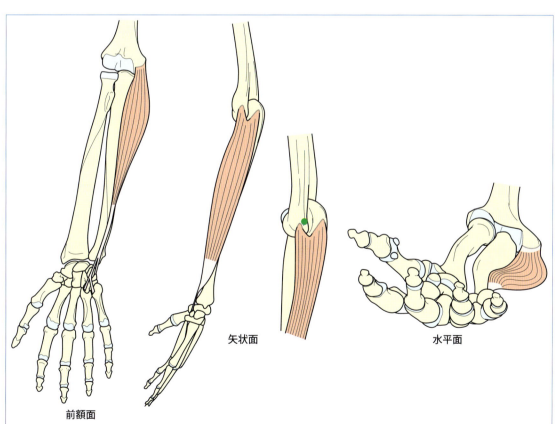

前額面　　矢状面　　水平面

尺側手根屈筋は上腕骨内側上顆（上腕頭），肘頭の内側面～尺骨講演の近位 2/3（尺骨頭）から豆状骨を介し小指の中手骨底掌側，有鉤骨鉤に走行する．肘関節と手関節をまたぐ二関節筋である．
肘関節の屈・伸軸の前方を，前腕回内・回外軸の内側を後方から前方へ通るため，肘関節の屈曲，前腕回内の作用をもつ．
手関節の掌・背屈軸の掌側，橈屈・尺屈軸の尺側を通るため，掌屈と尺屈作用をもつ．

図3-1　尺側手根屈筋のストレッチング-全体像

セラピストは対象者の上腕骨顆部を操作し肩関節内旋方向に固定する．肘関節を伸展位，前腕を回外位とする．

セラピストは対象者の豆状骨を母指で捉え，手関節を背屈・橈屈方向に操作し伸張する．

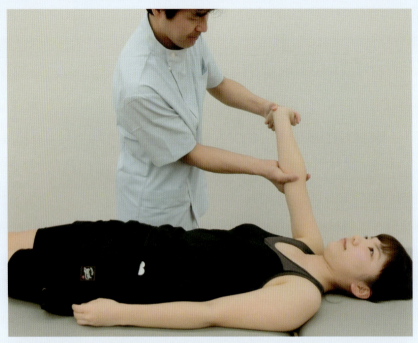

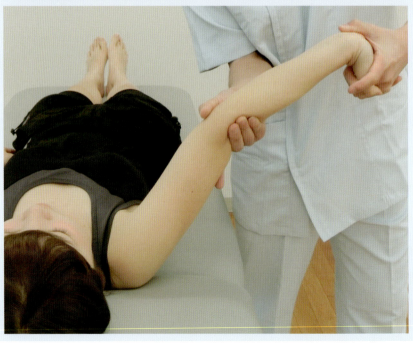

図3-2 尺側手根屈筋の固定操作（1）

伸張操作である前腕の回外により，対象者の上腕骨は肩外旋方向に動いてしまう。したがって，セラピストは右手で対象者の上腕骨顆部を肩内旋方向に固定する。セラピストの母指球を対象者の上腕骨内側上顆（①）に前方より当て，他の指は肘頭あたりで把持する。セラピストは自分の手を回外させながら把持した上腕骨で肩関節内旋方向に固定する（②）。

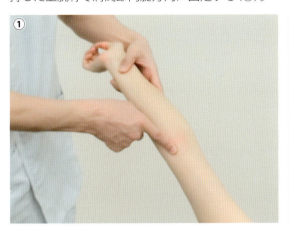
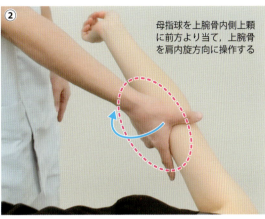

母指球を上腕骨内側上顆に前方より当て，上腕骨を肩内旋方向に操作する

図3-3 尺側手根屈筋の固定操作（2）

次の伸張操作である前腕の回外は，他の前腕屈筋群と比べて，それほど強く行わない。そのため，固定操作もそれほど強く意識しなくてもよい。

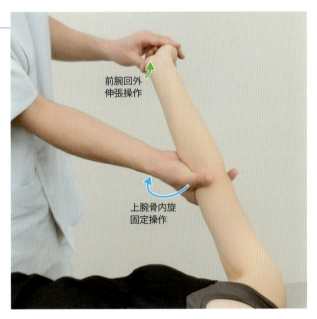

前腕回外伸張操作

上腕骨内旋固定操作

図 3-4　尺側手根屈筋の伸張操作

セラピストは対象者の上腕を右手で内旋方向に固定したら，左手で対象者の前腕を回外・手関節を背屈・橈屈方向に操作する。

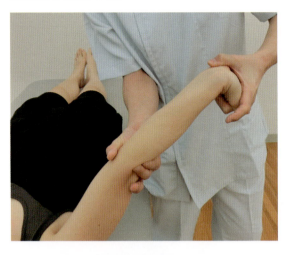
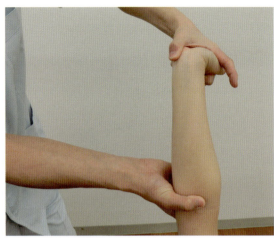

図 3-5　尺側手根屈筋の伸張操作（詳細）

尺側手根屈筋はまず豆状骨に停止してから，有鉤骨鉤や第4中手骨底に停止する。そのため普通にストレッチングしても豆状骨が近位に引かれてしまい，伸張刺激が不十分となりやすい（❶）。そのため，セラピストは左手の母指IP関節部を用い，対象者の豆状骨に引っかけて操作する（❷）ことがポイントである。

左手で対象者の前腕を回外・手関節を背屈・橈屈方向に操作する際に，豆状骨を遠位・橈側に操作する。それにより尺側手根屈筋に伸張刺激が入りやすくなる。

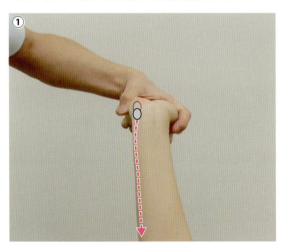
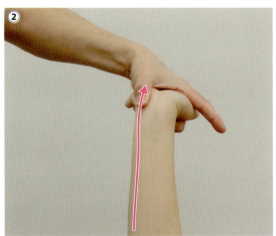
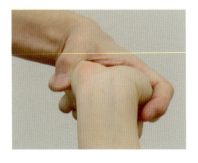
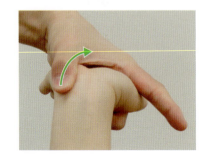

4 手関節および手指の筋 4

長橈側手根伸筋 extensor carpi radialis longus muscle

起始	上腕骨外側上顆に至るまでの外側顆上稜	支配神経	橈骨神経深枝
停止	示指の中手骨底の背側	髄節レベル	C6・C7

■ テクニカルヒント

筋の走行・機能	■ 肘関節の屈・伸軸の前方を通る	▶ 肘関節の屈曲作用をもつ
	■ 上腕の外側から前腕の外側に向かう	▶ 前腕の回外作用をもつ
	■ 手関節の掌・背屈軸の背側を通る	▶ 手関節の背屈作用をもつ
	■ 手関節の橈・尺屈軸の橈側を通る	▶ 手関節の橈屈作用をもつ
固定操作ポイント	■ 前腕の操作で上腕骨(肩)はどう動くか？	▶ 上腕は内旋してしまうので外旋方向に固定する
	■ 上腕のどの部分を止めると固定しやすいか？	▶ 上腕骨遠位部の顆部で把持する
伸張操作ポイント	■ 手関節の掌屈では近位手根列はどちらに移動するか？	▶ 掌屈では背側に移動する

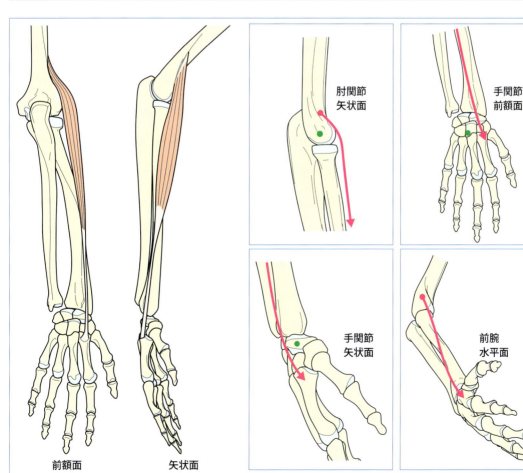

長橈側手根伸筋は上腕骨外側上顆に至るまでの外側顆上稜から示指の中手骨底の背側に走行する。肘関節と手関節をまたぐ二関節筋である。
肘関節の屈・伸軸の前方を，前腕回内・回外軸の背側を通る(橈側を後方から前方へ)ため，肘関節の屈曲，前腕回外の作用をもつ。
手関節の掌・背屈軸の背側，橈屈・尺屈軸の橈側を通るため，背屈と橈屈作用をもつ。

図4-1　長橈側手根伸筋のストレッチング-全体像

伸張操作である前腕の回内により，上腕骨は肩内旋方向に動いてしまう。したがって，左手で上腕骨を肩外旋方向に固定する。

母指球を上腕骨の外側顆上稜に前方より当て，他の指は肘頭あたりで把持する。自分の手を回外させながら把持した上腕骨を固定する。

セラピストの右中指側面を対象者の近位手根列に，小指球を示指中手骨背側に当てて把持する。対象者の肘関節を完全伸展位とし，前腕回内・手関節掌屈・尺屈して伸張する。

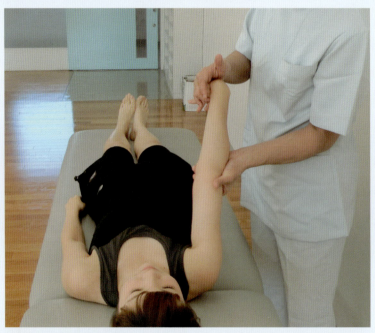

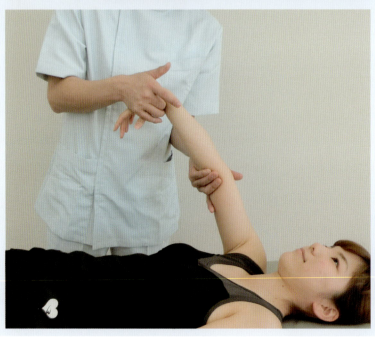

図 4-2 長橈側手根伸筋の固定操作（1）

伸張操作である前腕の回内により，対象者の上腕骨は肩内旋方向に動いてしまう。したがって，セラピストは左手で対象者の上腕骨を肩外旋方向に固定する。

上腕骨の骨幹部は円筒状で固定しづらいため，上腕骨外側顆（外側上顆〜外側顆上稜）を利用して固定する。

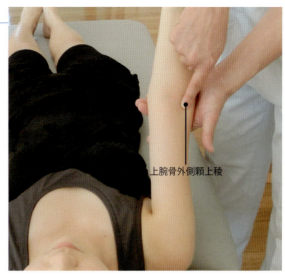

上腕骨外側顆上稜

図 4-3 長橈側手根伸筋の固定操作（2）

セラピストは左手の母指球を，上腕骨の外側顆上稜に前方より当て，他の指は肘頭後面あたりで把持する。セラピストは自分の左手を前腕回外させながら把持した対象者の上腕骨を肩関節外旋方向（→）へ固定する。このとき対象者の肘関節は完全伸展位とする。

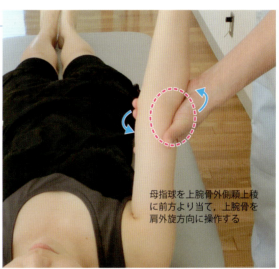

母指球を上腕骨外側顆上稜に前方より当て，上腕骨を肩外旋方向に操作する

図 4-4 長橈側手根伸筋の伸張操作（1）

セラピストは左手でしっかり対象者の上腕部を肩関節外旋方向へ固定（→）した後，右手の操作で対象者の前腕回内，手関節を掌屈・尺屈操作をして伸張する。

手関節の掌屈と尺屈による伸張操作は分けて行わず，前腕回内の流れのなかで自然に行う（→）。セラピストの右手の中指は対象者の近位手根列掌側に，小指球は対象者の示指中手骨背側に当てる。セラピストは対象者の手関節掌屈・尺屈をする際に，近位右手の中指で対象者の近位手根列を背側（および橈側）方向に誘導する。詳細は次ページで解説する。

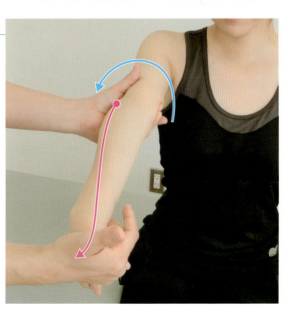

図4-5　長橈側手根伸筋の伸張操作（2）

近位手根列の掌側に中指の橈側面を当て，小指球を示指中手骨の背側に当てる。

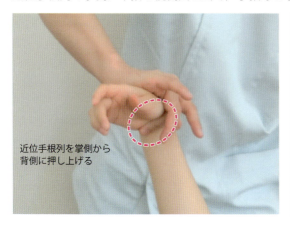
近位手根列を掌側から背側に押し上げる

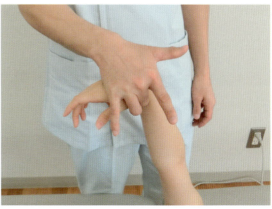

図4-6　長橈側手根伸筋の伸張操作（3）

凹凸の法則を考慮し，中指で近位手根列の近位を背側に押し上げながら，示指中手骨を小指球で掌屈・尺屈する。この際，小指球（示指中手骨）側を支点としながら近位手根列を背側遠位に引き出す（牽引する）イメージで操作する（**b**）。

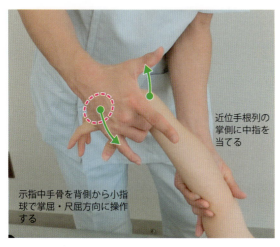
近位手根列の掌側に中指を当てる
示指中手骨を背側から小指球で掌屈・尺屈方向に操作する

cのように凹凸の法則を考慮していない場合，対象者の近位手根列はその近位・遠位骨の間で圧縮ストレスを受けることになる。また滑走距離も不十分で伸張距離が低下する。さらに橈骨背側での腱の屈折やその他の軟部組織の局所的な伸張ストレスが大きくなり，場合によっては痛みを引き起こす。

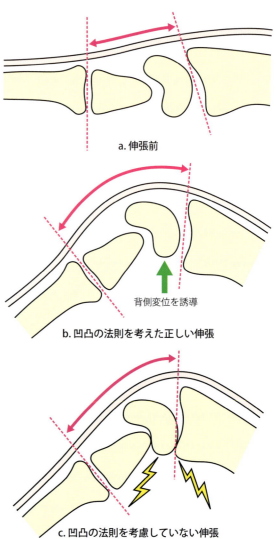

a. 伸張前

背側変位を誘導

b. 凹凸の法則を考えた正しい伸張

c. 凹凸の法則を考慮していない伸張

4 手関節および手指の筋 5

短橈側手根伸筋　extensor carpi radialis brevis muscle

起　始	上腕骨外側上顆，外側側副靱帯，橈骨輪状靱帯	支配神経	橈骨神経深枝
停　止	中指の中手骨底背側	髄節レベル	C6・C7

■ テクニカルヒント

筋の走行・機能	■ 肘関節の屈・伸軸の前方を通る	▶	肘関節のわずかな屈曲作用をもつ
	■ 上腕の外側から前腕の外側に向かう	▶	前腕の回外作用をもつ
	■ 手関節の掌・背屈軸の背側を通る	▶	手関節の背屈作用をもつ
	■ 手関節の橈・尺屈軸の橈側を通る	▶	手関節の橈屈作用をもつ
固定操作ポイント	■ 前腕の操作で上腕骨（肩）はどう動くか？	▶	上腕は内旋する（外旋方向に固定する）
	■ 上腕のどの部分を止めると固定しやすいか？	▶	上腕骨遠位部の顆部で把持する

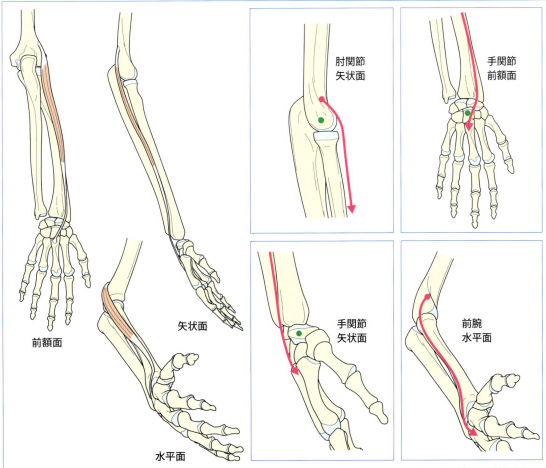

短橈側手根伸筋は上腕骨外側上顆，外側側副靱帯，橈骨輪状靱帯から中指の中手骨底背側に走行する．肘関節と手関節をまたぐ二関節筋である．
肘関節の屈・伸軸のわずかに前方を，前腕回内・回外軸の背側を（橈側を後方から前方へ）通るため，肘関節の屈曲，前腕回外の作用をもつ．
手関節の掌・背屈軸の背側，橈屈・尺屈軸の橈側を通るため，背屈と橈屈作用をもつ．

伸張操作ポイント	■ 手関節の掌屈では近位手根列はどちらに移動するか？	▶ 掌屈では背側に移動する
	■ 外側上顆と中指中手骨底背側を遠ざける方向に操作する。そのため肘関節の伸展，前腕の回内，手関節の尺屈程度は長橈側手根伸筋に比べ少なく，手関節の掌屈は大きくなる。	

図5-1　短橈側手根伸筋のストレッチング-全体像

対象者の肘関節を伸展位（ただし完全伸展はしない）とし，上腕骨遠位で肩関節外旋方向に固定する。セラピストは右中指側面を対象者の近位手根列に，右小指球を中指中手骨に当てる。対象者の前腕を軽度回内，手関節を掌屈・軽度尺屈し伸張する。

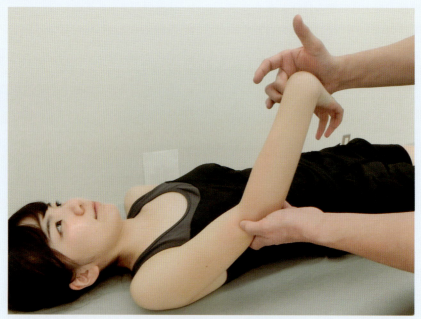

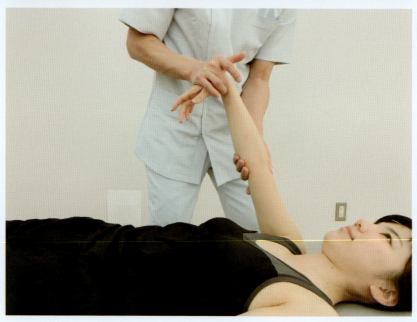

図 5-2　短橈側手根伸筋の固定操作

伸張操作である前腕の回内（→）により，上腕骨は肩内旋方向に動いてしまう。したがって，セラピストは左手母指を上腕骨の外側上顆に当て，肩外旋方向に固定する（→）。
肘関節は伸展位で固定するが，完全伸展位にすると長橈側手根伸筋から優先的に伸張してしまうので，完全伸展しない程度に調整する。

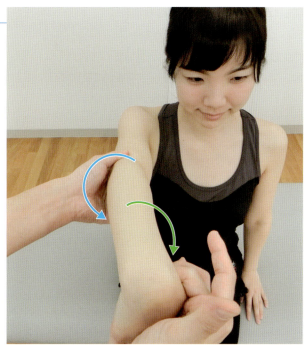

図 5-3　短橈側手根伸筋の伸張方向

伸張方向は肘関節伸展・前腕回内，手関節掌屈・尺屈である。文字にしてしまうと，長橈側手根伸筋のストレッチングと変わらないが，より対角線走行になる長橈側手根伸筋と比べ，前腕回内と手関節の尺屈を少なくし，掌屈要素を多くする。
大切なことは上腕骨外側上顆と中指中手骨底背側が三次元的に最も遠くなる方向に操作することである。

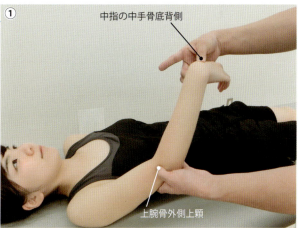

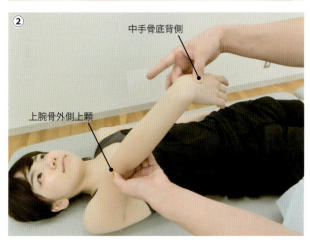

図 5-4　短橈側手根伸筋の伸張操作

近位手根列の掌側に中指を橈側から当て，小指球を中指の中手骨の背側に当てる（①）。

前腕を回内操作し，中指で近位手根列の近位を背側に押し上げながら，中指の中手骨を小指球で掌屈・尺屈する。

この際，小指球（中指の中手骨）側を支点としながら近位手根列を背側遠位に引き出すイメージで操作する（②）。

上腕骨外側上顆から中指の中手骨底の背側が三次元的に最も遠ざかるように，前腕の軽度回内，手関節の掌屈・軽度尺屈にて伸張する（③）。

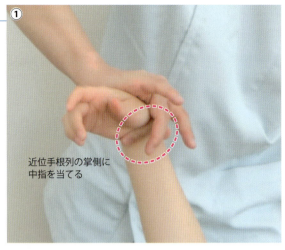

近位手根列の掌側に中指を当てる

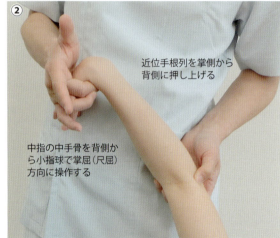

近位手根列を掌側から背側に押し上げる

中指の中手骨を背側から小指球で掌屈（尺屈）方向に操作する

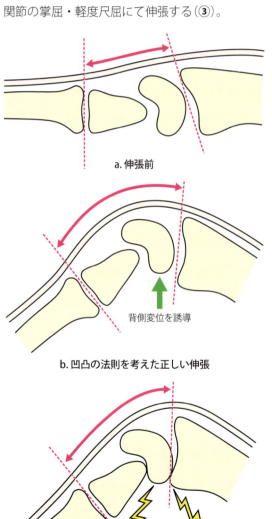

a. 伸張前

b. 凹凸の法則を考えた正しい伸張

背側変位を誘導

c. 凹凸の法則を考慮していない伸張

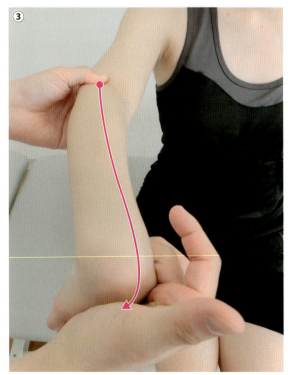

4 手関節および手指の筋 6

尺側手根伸筋 extensor carpi ulnaris muscle

起　始	上腕骨外側上顆，尺骨の後面上部	支配神経	橈骨神経
停　止	小指の中手骨底背側	髄節レベル	C6～C8

■ テクニカルヒント

筋の走行・機能	■ 肘関節の屈・伸軸の後方を通る	▶ 肘関節の**伸展**作用をもつ
	■ 回内回外の軸の後方を外側から内側に向かう	▶ 前腕の**回内**作用をもつ
	■ 橈骨手根関節（RCJ）では掌・背屈軸の背側を通る ■ 手根中央関節（MCJ）では掌・背屈軸の掌側を通る	▶ 手関節レベルではRCJとMCJとで掌・背屈作用を打ち消し合うが，やや**背屈**作用が有利と思われる
	■ 手関節の橈・尺屈軸の尺側を通る	▶ 手関節の**尺屈**作用をもつ

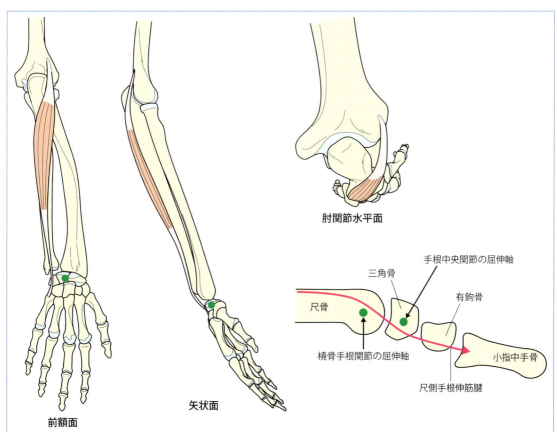

前額面　　矢状面　　肘関節水平面

三角骨　手根中央関節の屈伸軸　有鉤骨　尺骨　橈骨手根関節の屈伸軸　小指中手骨　尺側手根伸筋腱

尺側手根伸筋は上腕骨外側上顆，尺骨の後面上部から小指の中手骨底背側に走行する。肘関節と手関節をまたぐ二関節筋である。
肘関節の屈・伸軸の後方を，前腕回内・回外軸の背側を橈側から尺側へ通るため，肘関節の伸展，前腕回内の作用をもつ。
手関節においては橈骨手根関節（RCJ）では掌・背屈軸の背側を通り，手根中央関節（MCJ）では掌・背屈軸の掌側を通るため掌・背屈作用はほとんど打ち消し合う（わずかに背屈作用が優位であると思われる）。橈屈・尺屈軸の尺側を通るため尺屈作用をもつ。

固定操作ポイント	■ 前腕の操作で肩関節はどう動くか？	▶	肩関節は外旋する（内旋方向に固定する）
	■ どの部分を止めると固定しやすいか？	▶	上腕骨顆部から前腕近位部を包み込むように把持し，内旋方向に固定する
伸張操作ポイント	■ 手関節の橈屈では近位手根列はどちらに移動するか？	▶	橈屈では尺側に移動する

図6-1　尺側手根伸筋のストレッチング-全体像

肘関節を屈曲位とし，上腕骨遠位で肩関節を内旋方向に固定する。前腕を回外位にし，手関節を橈屈しながら，わずかに掌屈して伸張する。

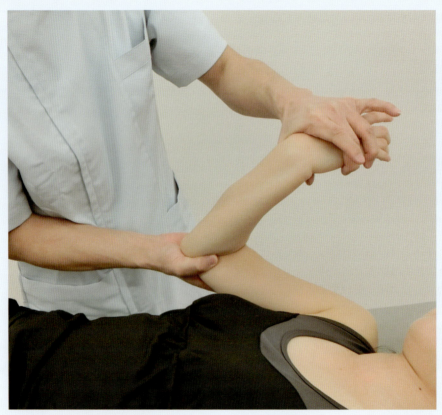

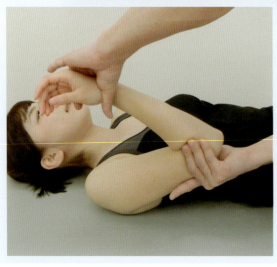

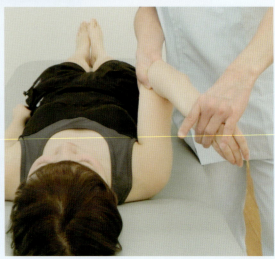

図6-2 尺側手根伸筋の固定操作(伸張操作により誘発される動き)

セラピストが対象者の前腕の回外・手関節の橈屈操作をする際,固定がないと対象者の肩関節が外旋位になってしまう。

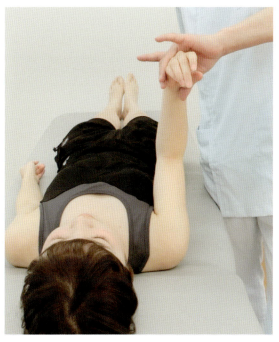
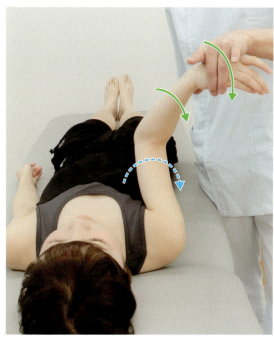

図6-3 尺側手根伸筋の固定方法

セラピストは対象者の上腕遠位部を右手で保持し,対象者の肩関節を内旋方向に固定する(①)。
セラピストの左手は回外方向に操作するが,同時に母指をやや近位(母指対立および掌側内転方向)に,他の指はやや遠位(MP関節屈曲および小指対立方向)に操作することで(②),対象者の肩関節内旋固定がスムーズにできる。

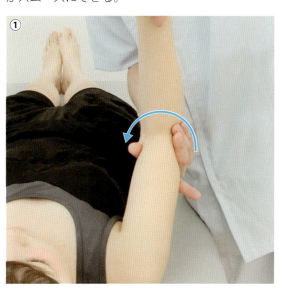
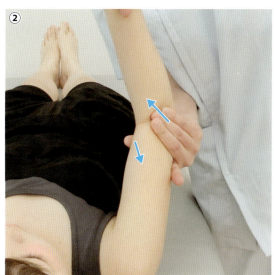

図6-4　尺側手根伸筋の伸張操作(1)

セラピストの右手を対象者の手関節近位手根列の橈側(舟状骨)に当て支点とする(①)。他の指で対象者の小指中手骨を把持し(②)，対象者の手関節の橈屈および軽度掌屈操作を加える(③→④)。

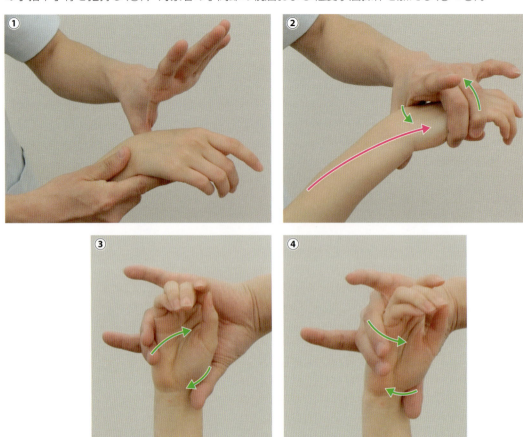

図6-5　尺側手根伸筋の伸張操作(2)

手関節の橈屈の際に，近位手根列を尺側に誘導する。凹凸の法則を考慮した動きとなり，伸張感も得られやすい。

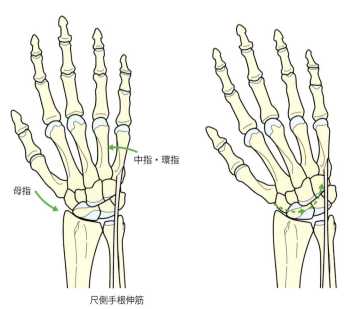

尺側手根伸筋

図6-6 尺側手根伸筋の伸張操作(3)

前腕は最大回外位をとるように行う。手関節の橈屈・掌屈はその延長線上で行い，外側上顆と小指中手骨底とが三次元的に最も遠ざかるように操作する。

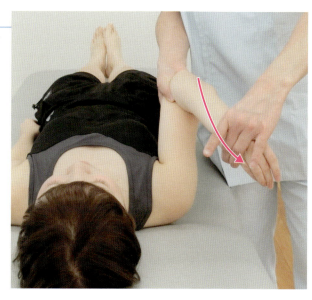

総指伸筋 extensor digitorum muscle

起始	上腕骨外側上顆，外側側副靱帯，橈骨輪状靱帯，前腕筋膜	支配神経	橈骨神経
停止	示指から小指までの基節骨底に停止後，中心束となり中節骨底に停止する。中節骨に停止する前に外側束を伸ばし，終末腱となり末節骨に停止する	髄節レベル	C6〜C8

■ テクニカルヒント

筋の走行・機能	■ 肘関節の屈・伸軸のわずかに前方を通る	▶ 肘関節のわずかな屈曲作用をもつ
	■ 橈側二本と尺側二本で手関節走行が異なる	▶ 橈側は，前腕回外・手関節橈屈作用をもつ 尺側は，前腕回内・手関節尺屈作用をもつ
	■ 手関節では掌・背屈軸の背側を通る	▶ 手関節の背屈作用をもつ
	■ 示指〜小指までのMP関節・PIP関節・DIP関節の背側を通る	▶ 示指〜小指までのMP関節・PIP関節・DIP関節はすべて伸展作用をもつ

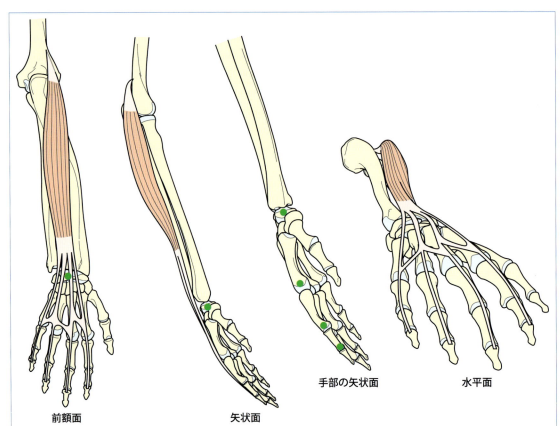

前額面　　　　矢状面　　　　手部の矢状面　　　水平面

総指伸筋は上腕骨外側上顆，外側側副靱帯，橈骨輪状靱帯，前腕筋膜から示指から小指までの基節骨底に停止後，中心束となり中節骨底に停止する。中節骨に停止する前に外側束を伸ばし，終末腱となり末節骨に停止する。肘関節，手関節，各指の関節をまたぐ多関節筋である。
全体として，肘関節の屈・伸軸のわずかに前方を通るため，屈曲作用をもつ。手関節は掌・背屈軸の背側を通るため，背屈作用をもつ。MP・PIP・DIP関節の背側を通るため伸展作用をもつ。
示指・中指の総指伸筋は前腕回内・回外軸および手関節の橈側を通るため，前腕回外と手関節の橈屈作用をもつ。
環指・小指の総指伸筋は前腕回内・回外軸および手関節の尺側を通るため，前腕回内と手関節の尺屈作用をもつ。
手関節の掌・背屈軸の背側，橈屈・尺屈軸の橈側を通るため，背屈と橈屈作用をもつ。

固定ポイント		
■ 橈側二本は前腕の回内操作が入る	▶	肩関節は**外旋**する（内旋方向に固定する）
■ 尺側二本は前腕の回外操作が入る	▶	肩関節は**内旋**する（外旋方向に固定する）
■ どの部分を止めると固定しやすいか？	▶	上腕骨顆部から前腕近位部外側を包み込むように把持し，固定する

図7-1　総指伸筋 橈側2指のストレッチング-全体像（1）

肘関節を伸展位とし，上腕骨を肩外旋方向に固定しながら前腕を回内する。その後，①手関節を掌屈，②示指と中指のMP関節の屈曲，③PIP関節の屈曲，④DIP関節の屈曲，の順で伸張していく。十分な伸張感が得られれば，すべての関節を操作しなくてもよい。

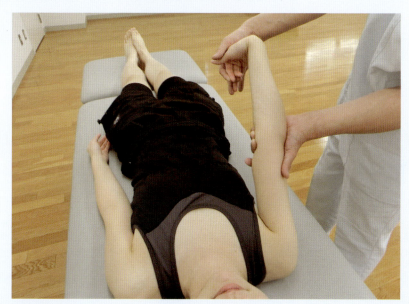

図7-2　総指伸筋 尺側2指のストレッチング-全体像（2）

肘関節を伸展位とし，上腕骨を肩内旋方向に固定しながら前腕を回外する。その後，①手関節を掌屈，②環指と小指のMP関節の屈曲，③PIP関節の屈曲，④DIP関節の屈曲，の順で伸張していく。十分な伸張感が得られれば，すべての関節を操作しなくてもよい。

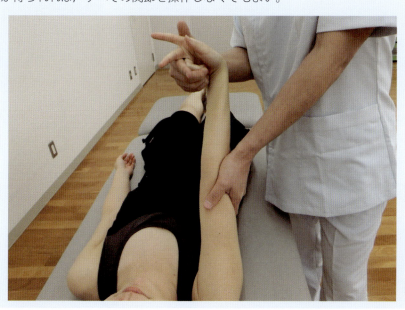

図7-3 総指伸筋 橈側2指の伸張操作と固定操作

対象者の肘関節を伸展位とし，セラピストの母指球を対象者の上腕骨外側上顆付近に前方より当て（①），上腕骨を肩関節外旋方向に固定する（②）。対象者の前腕を回内する（③）。

対象者の手にセラピストの手を背側より当てて，手関節を掌屈位とし（④），示指と中指のMP関節の屈曲（⑤），PIP関節の屈曲，DIP関節の屈曲，の順で伸張していく（⑥）。

十分な伸張感が得られれば，すべての関節を操作しなくてもよい。

①母指球を上腕骨外側上顆付近に当てる

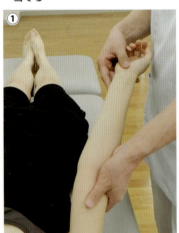

②上腕骨を肩外旋方向に固定

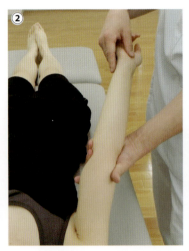

③前腕を回内

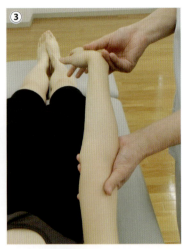

④手関節を掌屈位とする

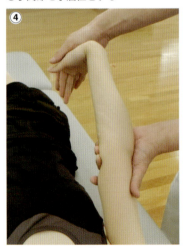

⑤示指と中指のMP関節の屈曲

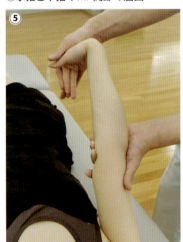

⑥PIP→DIP関節の屈曲

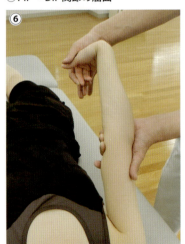

図7-4 総指伸筋 尺側2指の伸張操作と固定操作

対象者の肘関節を伸展位とし，セラピストの左中指〜小指までを対象者の上腕骨内側上顆付近の前方に当て（①），上腕骨を肩関節内旋位方向に固定する（②）。

対象者の前腕を回外位とし（③），対象者の手背部にセラピストの右手を背側より当てて，手関節を掌屈位とし，環指と小指のMP関節の屈曲（④），PIP関節の屈曲（⑤），DIP関節の屈曲（⑥），の順で伸張していく。

十分な伸張感が得られれば，すべての関節を操作しなくてもよい。

①左中指〜小指を上腕骨内側上顆付近の前方に当てる

②上腕骨を肩内旋位方向に固定

③対象者の前腕を回外位とする

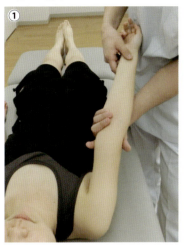
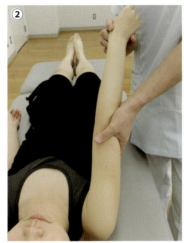
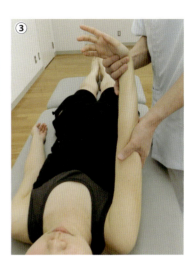

④環指と小指のMP関節の屈曲

⑤PIP関節の屈曲

⑥DIP関節の屈曲

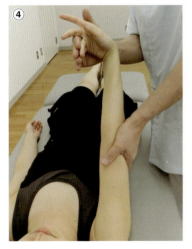
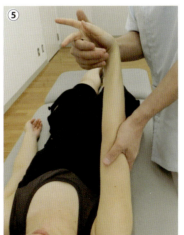
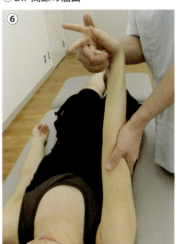

図7-5 総指伸筋の伸張操作：MP・PIP・DIP関節の操作手順

先に手指のMP・PIP・DIP関節を握ってから手関節を掌屈位にすると、手背部の総指伸筋腱で痛みを生じやすい。そのため、手関節を完全掌屈位にしてから、MP関節（①），PIP関節（②），DIP関節（③）の順で掌屈位にしていく。

この際に急激に屈曲位に持っていくと、腱断裂や停止部における剥離骨折などのリスクがあるので、伸張感を感じながらゆっくりと近位から各関節を屈曲していく。

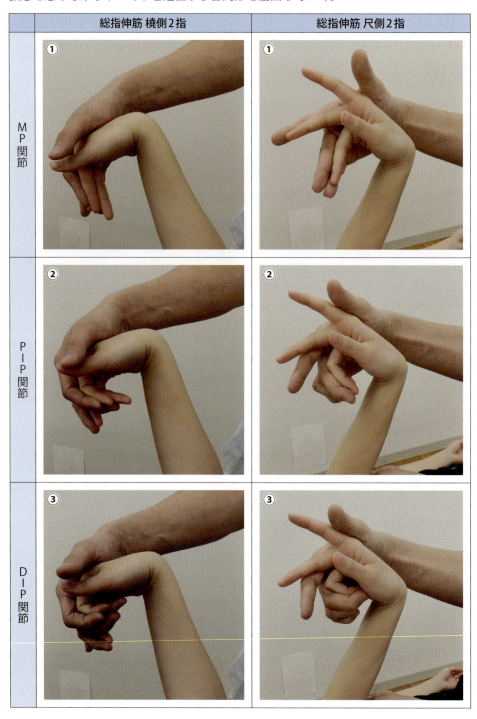

4 手関節および手指の筋 8

示指伸筋 extensor indicis muscle

起　始	尺骨遠位骨幹背側，前腕骨間膜	支配神経	橈骨神経
停　止	示指に向かう総指伸筋腱の延長部	髄節レベル	C6〜C8

■ テクニカルヒント

筋の走行・機能	■ 手関節の橈・尺屈軸のわずかに橈側を通過する	▶	手関節の橈屈作用をもつ
	■ 手関節の掌・背屈軸の背側を通過する	▶	手関節の背屈作用をもつ
	■ 回内回外の軸の背側を外側から内側に向かう	▶	前腕の回外作用をもつ
	■ 示指のMP・PIP・DIP関節の背側を通過する	▶	各関節の伸展作用をもつ

固定操作ポイント	■ 肘を屈曲位にしておくと肩の代償が入りにくい

伸張操作ポイント	■ 先に前腕と手関節をセットしてから最後に指を操作すると，腱の伸張痛を防げる
	■ 指の屈曲時はエンドフィールを感じながら，暴力的にならないよう慎重に操作する

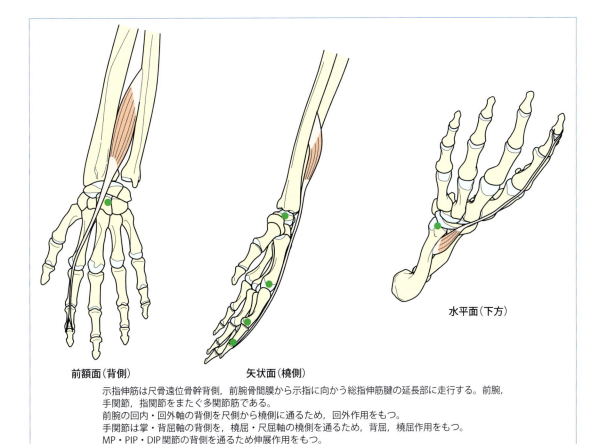

前額面（背側）　　矢状面（橈側）　　水平面（下方）

示指伸筋は尺骨遠位骨幹背側，前腕骨間膜から示指に向かう総指伸筋腱の延長部に走行する。前腕，手関節，指関節をまたぐ多関節筋である。
前腕の回内・回外軸の背側を尺側から橈側に通るため，回外作用をもつ。
手関節は掌・背屈軸の背側を，橈屈・尺屈軸の橈側を通るため，背屈，橈屈作用をもつ。
MP・PIP・DIP関節の背側を通るため伸展作用をもつ。

図8-1　示指伸筋のストレッチング-全体像

肘関節を屈曲位とし，肩関節の内旋の防止に配慮する．前腕を回内位・手関節を掌屈・軽度尺屈位とし，示指のMP関節を屈曲位としてからPIP・DIP関節を屈曲して伸張する．

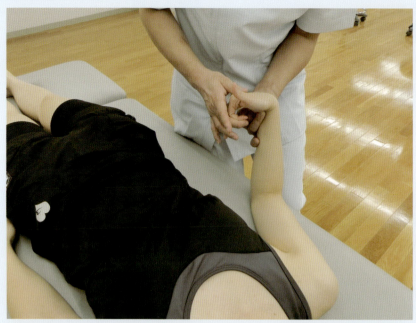

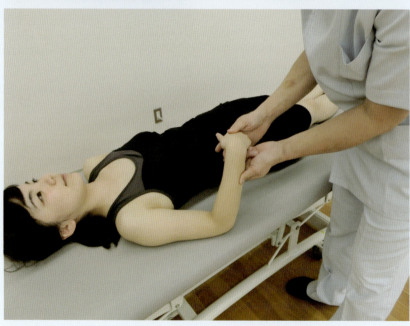

図8-2 示指伸筋の固定操作

セラピストは左手で対象者の前腕遠位部を把持し，肩関節の内旋を防止する（→）。
対象者の手背部にセラピストの右母指を置き（◯），対象者の手関節掌屈位を保持する。

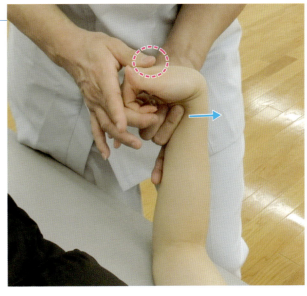

図8-3 示指伸筋の伸張操作（1）

起始部にセラピストの母指などを置いて目印とし，伸張方向をイメージしながら前腕の回内，手関節の掌屈・尺屈方向を決める。

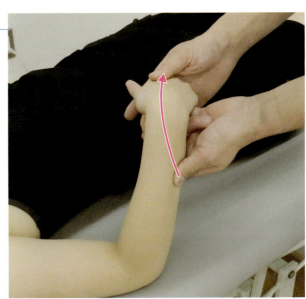

図8-4 示指伸筋の伸張操作（2）

セラピストは左手で対象者の前腕を回内位で保持し，右手の母指で対象者の手関節を掌屈位・軽度尺屈位とし，右中指で対象者の示指MP関節を屈曲位とする。
先に示指のMP・PIP・DIP関節を屈曲してから手関節の掌屈操作で伸張すると，手背部の腱における伸張痛が出やすいので注意する。

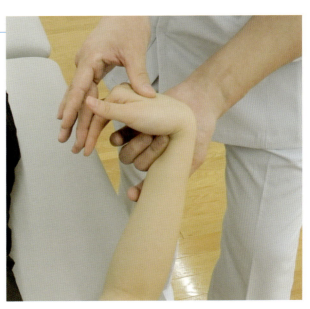

図8-5　示指伸筋の伸張操作(3)

次いで，セラピストは対象者示指のPIP・DIP関節を屈曲操作していく。

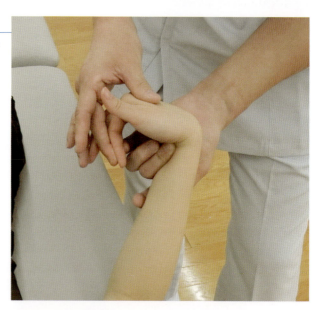

図8-6　示指伸筋の伸張操作(4)

PIP・DIP関節の屈曲程度で伸張度を調節する。エンドフィールに注意せずに曲げると疼痛が起こり危険なので，対象者の伸張感と屈曲時の抵抗感に気をつける。

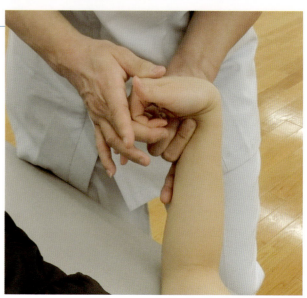

4 手関節および手指の筋 9

小指伸筋 extensor digiti minimi muscle

起　始	上腕骨外側上顆	支配神経	橈骨神経
停　止	小指に向かう総指伸筋腱の延長部	髄節レベル	C6〜C8

■ テクニカルヒント

筋の走行・機能
- 肘関節の屈・伸軸の後方を通過する ▶ 肘関節の**伸展**作用をもつ
- 手関節の橈・尺屈軸の尺側を通過する ▶ 手関節の**尺屈**作用をもつ
- 手関節の掌・背屈軸の背側を通過する ▶ 手関節の**背屈**作用をもつ
- 回内回外の軸の背側を橈側から尺側に向かう ▶ 前腕の**回内**作用をもつ
- 小指のMP・PIP・DIP関節の背側を通過する ▶ 各関節の**伸展**作用をもつ

固定操作ポイント
- 肩関節の外旋防止と前腕の回外操作は同時に行う

伸張操作ポイント
- 先に肘・前腕と手関節をセットしてから最後に指を操作すると，腱の伸張痛を防げる
- 指の屈曲時はエンドフィールを感じながら，暴力的にならないよう慎重に操作する

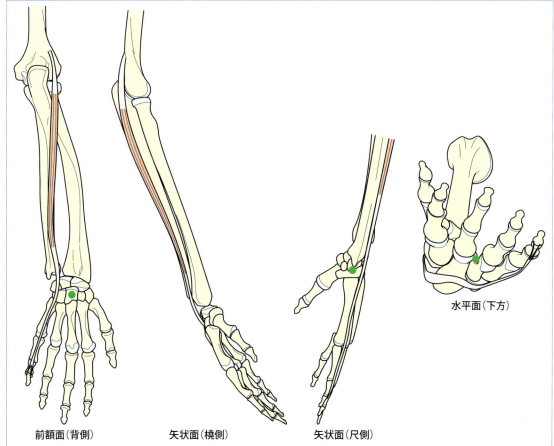

前額面（背側）　　矢状面（橈側）　　矢状面（尺側）　　水平面（下方）

小指伸筋は上腕骨外側上顆から小指に向かう総指伸筋腱の延長部に走行する。肘関節，手関節，小指関節をまたぐ多関節筋である。
肘関節は屈・伸軸の後方を，前腕の回内・回外軸の背側を橈側から尺側に通るため，伸展，回内作用をもつ。
手関節は掌・背屈軸の背側を，橈屈・尺屈軸の尺側を通るため，背屈，尺屈作用をもつ。
MP・PIP・DIP関節の背側を通るため伸展作用をもつ。

図9-1　小指伸筋のストレッチング-全体像

セラピストの左手で対象者の肘関節屈曲位，前腕回外位，肩関節内旋方向に固定する。同時にセラピストは左手で対象者の手関節を掌屈・尺屈位とする。セラピストは右手で対象者の小指をMP関節屈曲に操作した後，PIP関節→DIP関節の順に屈曲する。

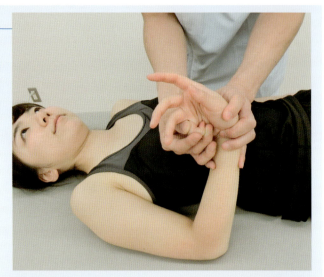

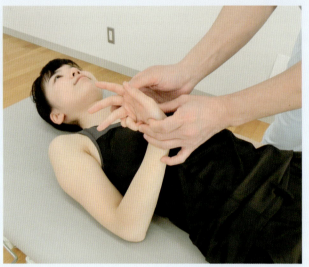

図9-2　小指伸筋のストレッチング-全体像（別法）

この持ち方でも構わない。

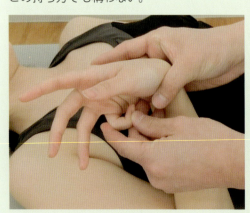

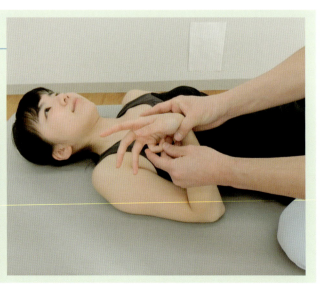

図9-3 小指伸筋の固定操作

次の伸張操作である前腕の回外操作により，対象者の上腕骨は肩外旋方向に動いてしまう。したがって，セラピストの左手で対象者の手関節部分を把持し，対象者の肘はベッドに置き（⭕），そこを支点に肩内旋方向に固定する。

セラピストの左中指・環指で橈骨を回外方向に保持すると同時に外旋を防止する（→）。セラピストの左母指は対象者の小指中手骨遠位に当て掌屈方向に把持し，伸張位で保持する。

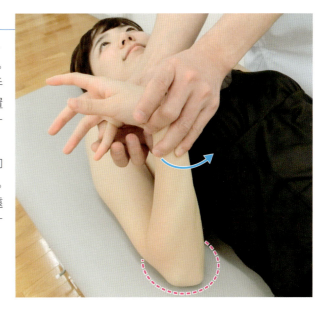

図9-4 小指伸筋の伸張操作

セラピストは対象者の肘関節を屈曲位とし，左手で対象者の前腕を回外位に，手関節は掌屈・橈屈位に保持し固定する。

セラピストは右手の母指でMP関節を屈曲し（❶），示指でPIP関節を屈曲し（❷），最後に中指でDIP関節を屈曲する（❸）。

対象者の伸張性が低い場合には，PIP関節やDIP関節が十分な屈曲位にもっていくことができない可能性があるので，対象者の痛みとエンドフィールに気をつけながら操作する。

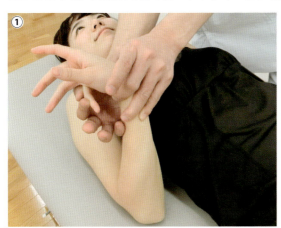
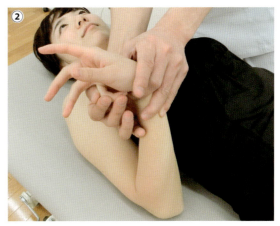
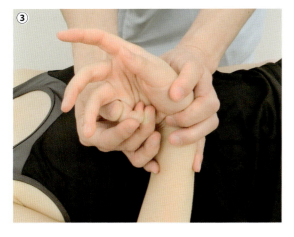

4 手関節および手指の筋 10

長母指伸筋 extensor pollicis longus muscle

起　始	尺骨骨幹背側（示指伸筋と長母指外転筋の間）	支配神経	橈骨神経
停　止	母指末節骨底背側	髄節レベル	C6〜C7

■ テクニカルヒント

筋の走行・機能	■ 手関節の橈・尺屈軸の橈側を通る	▶ 手関節の橈屈作用をもつ
	■ 手関節の掌・背屈軸の背側を通る	▶ 手関節の背屈作用をもつ
	■ 母指の関節はすべて屈・伸軸の背側を通る	▶ 各関節の伸展作用をもつ
固定のポイント	■ 前腕の操作で肩関節はどう動くか？	▶ 肩関節は外旋しやすい（内旋方向に固定する）
	■ どう固定するか？	▶ 肘を屈曲位としてベッド上に固定する

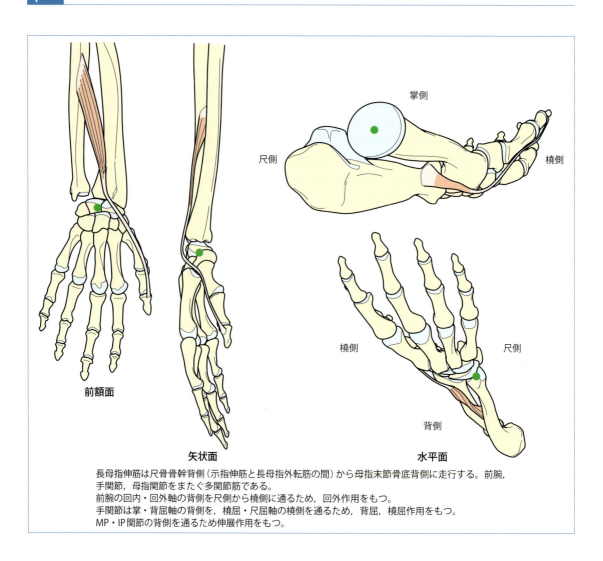

前額面　　矢状面　　水平面

長母指伸筋は尺骨骨幹背側（示指伸筋と長母指外転筋の間）から母指末節骨底背側に走行する。前腕，手関節，母指関節をまたぐ多関節筋である。
前腕の回内・回外軸の背側を尺側から橈側に通るため，回外作用をもつ。
手関節は掌・背屈軸の背側を，橈屈・尺屈軸の橈側を通るため，背屈，橈屈作用をもつ。
MP・IP関節の背側を通るため伸展作用をもつ。

図10-1 長母指伸筋のストレッチング-全体像

対象者の肘を屈曲位とし，前腕を回内位にする。さらに手関節を掌屈位とする。セラピストの左手でその状態を保持したら，右手は対象者のCM関節の屈曲，MP関節の屈曲をし（①），最後にIP関節を屈曲位とする（②）。

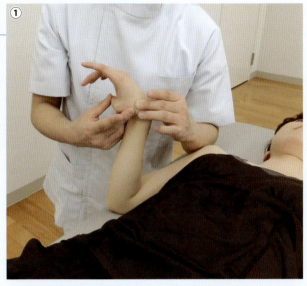

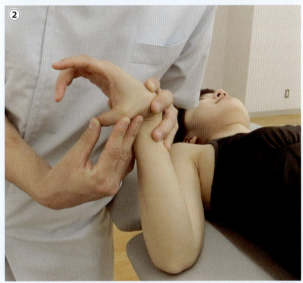

図10-2 長母指伸筋のストレッチング-全体像（別法）

セラピストの持ち方，操作の仕方にはバリエーションがあってよい。

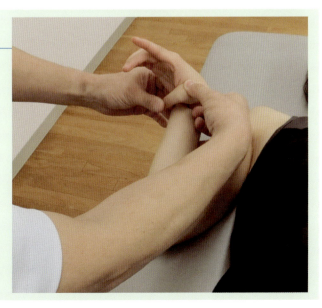

図10-3　長母指伸筋の固定操作

対象者の肘を屈曲位にしてベッド上に固定している（ ）。肘の位置がずれなかったり，前腕が右傾・左傾（肩の内旋・外旋）が起こったりしなければ固定としては十分である。

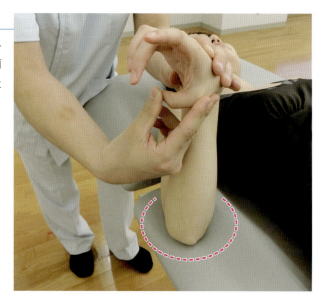

図10-4　長母指伸筋の伸張操作（1）

①対象者の肘関節を屈曲位に保持し，肩関節の内・外旋（前腕の内傾・外傾）が起こらないようにする。
②対象者の前腕を回内位にする。
③対象者の手関節を掌屈位にする。セラピストは左手でこの肢位を保持する。

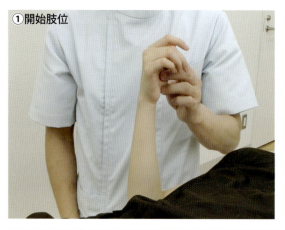

①開始肢位

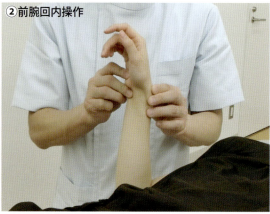

②前腕回内操作

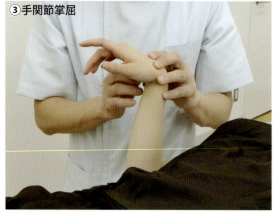

③手関節掌屈

図10-5 長母指伸筋の伸張操作（2）

①対象者のCM関節とMP関節をセラピストの右手で屈曲位にする。
②対象者のIP関節をセラピストの右母指で屈曲位とする。

①CM関節・MP関節屈曲

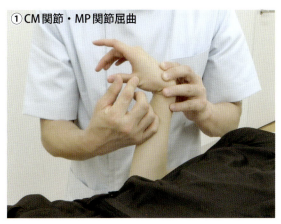

②IP関節屈曲

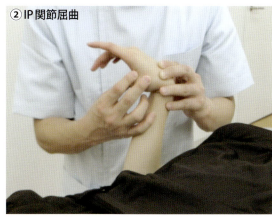

注意事項
- IP関節は最後に屈曲位とする。先にIP関節を屈曲位にしてから他の関節操作をすると，長母指伸筋の腱で伸張痛が起こり，筋の伸張感が得られないことがある。
- これらの関節操作が加わったとき，長母指伸筋の起始と停止が三次元的に最も遠ざかった肢位となるようにする。

②′

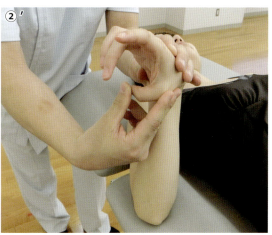

図10-6 長母指伸筋の伸張方向の確認

手順を踏んで伸張操作を行っても，すべての操作を全可動域で動かしたほうがいいとは限らない。最終的に最も三次元的に伸張されているかどうかは全操作方向を微調整する必要がある。そういった意味で起始・停止ならびに三次元的な走行イメージは必須となる。

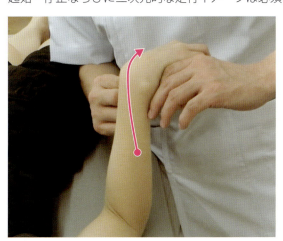
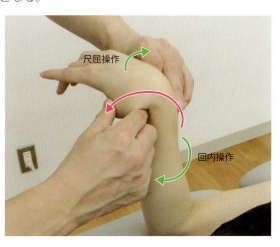

4 手関節および手指の筋 11

短母指伸筋 extensor pollicis brevis muscle

起　始	橈骨骨幹背側遠位1/3，前腕骨間膜	支配神経	橈骨神経
停　止	母指基節骨底背側	髄節レベル	C6・C7

■ テクニカルヒント

筋の走行・機能	■ 手関節の掌・背屈軸のわずかに背側を走行する	▶ 手関節の掌・背屈作用はほとんどないが補助的に背屈作用をもつ
	■ 母指CM関節の橈側を通る	▶ 母指CM関節の橈側外転作用をもつ
	■ 母指MP関節の背側を通る	▶ 母指MP関節の伸展作用をもつ
	■ 母指IP関節は越えない	
固定操作ポイント	■ 明確な固定操作はないが，前腕が回内位にならないように注意する	

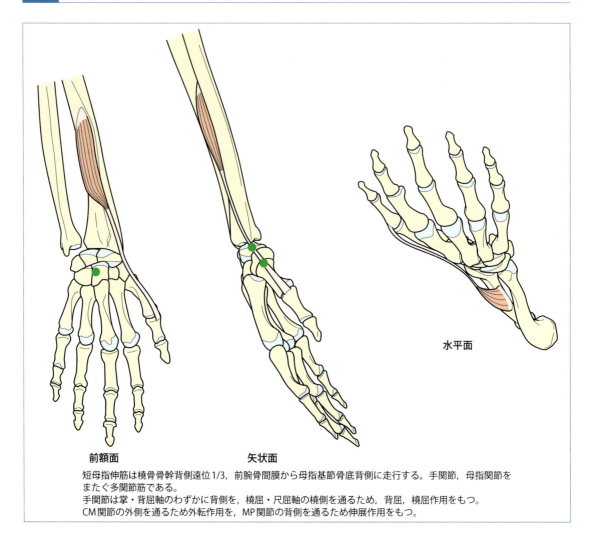

前額面　　矢状面　　水平面

短母指伸筋は橈骨骨幹背側遠位1/3，前腕骨間膜から母指基節骨底背側に走行する。手関節，母指関節をまたぐ多関節筋である。
手関節は掌・背屈軸のわずかに背側を，橈屈・尺屈軸の橈側を通るため，背屈，橈屈作用をもつ。
CM関節の外側を通るため外転作用を，MP関節の背側を通るため伸展作用をもつ。

伸張操作ポイント	■ 手関節を尺屈位とする
	■ 母指CM関節を尺側内転操作し保持する
	■ 母指MP関節を屈曲して伸張する
	■ 母指IP関節まで屈曲操作してしまうと，長母指伸筋が伸張してしまう可能性があるので，操作しないように気をつける

図11-1　短母指伸筋のストレッチング-全体像

前腕をわずかに回内位，手関節を尺屈位とし，第1〜4中手骨レベルで手部を保持する。次いで，母指の中手骨をCM関節でしっかりと屈曲（対立）し，最後にMP関節を屈曲して伸張する。IP関節は屈曲しないように気をつける。

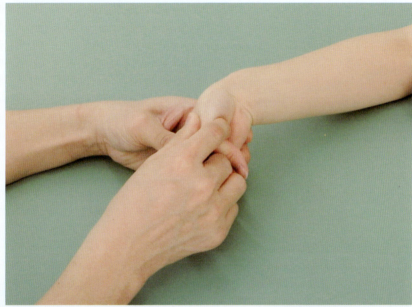

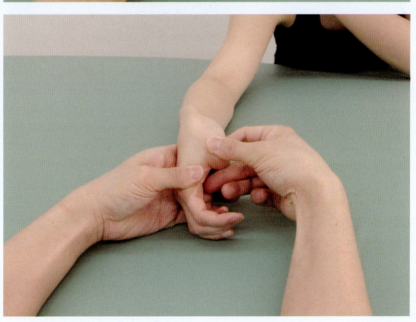

図 11-2　短母指伸筋の固定操作

セラピストは左手で対象者の手関節を尺屈する（①②）。尺屈の際は対象者の近位手根列を橈側に誘導するように，セラピストの左母指を対象者の第2中手骨に，セラピストの示指橈側を対象者の近位手根列（三角骨）に当てて実施する。

対象者の前腕はほぼ回内・回外中間位とし，手関節もほぼ掌屈・背屈中間位とする（③）。対象者の母指中手骨が，自然な対立位をとる位置を開始肢位とする。

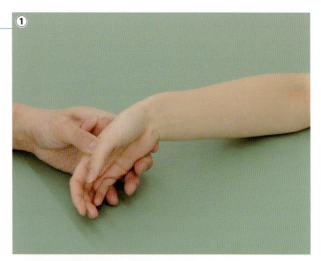

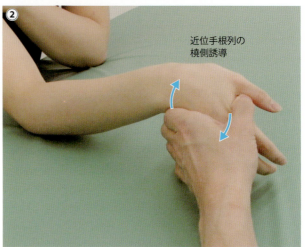

近位手根列の橈側誘導

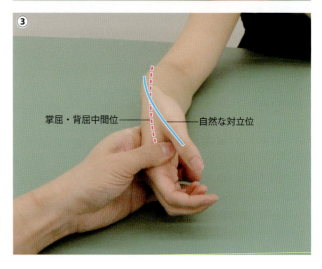

掌屈・背屈中間位　　　　　自然な対立位

図 11-3　短母指伸筋の伸張操作

まずセラピストは右手の母指と示指で，対象者の母指中手骨を把持し，対象者のCM関節を対立位に操作する（①）。

次に，セラピストは右手の中指背側を使い，対象者の母指MP関節を屈曲位に操作し伸張する（②③）。

ただし，母指IP関節の操作はしない。対象者のIP関節を屈曲位にすると，長母指伸筋が伸張してしまうためである。

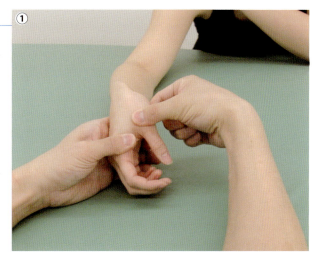

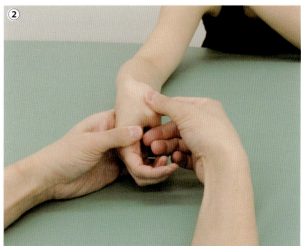

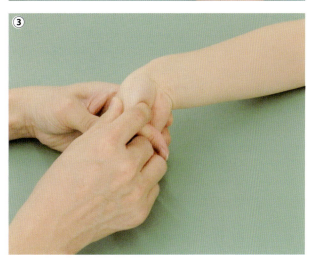

4 手関節および手指の筋 12

長母指外転筋 abductor pollicis longus muscle

起始	尺骨骨幹背側（回外筋稜の遠位で，長母指伸筋の近位），前腕骨間膜，橈骨骨幹背側	支配神経	橈骨神経
停止	母指中手骨底掌側	髄節レベル	C6・C7

■テクニカルヒント

筋の走行・機能	■ 前腕回内・回外軸の後方を尺側から橈側へ通る	▶ 前腕の回外作用をもつ
	■ 手関節の掌・背屈軸のやや掌側を通る	▶ 手関節の掌屈作用をもつ
	■ 手関節の橈・尺屈軸の橈側を通る	▶ 手関節の橈屈作用をもつ
	■ 母指CM関節の掌側外転・内転軸の掌側を通る	▶ 母指CM関節の掌側外転作用をもつ
	■ 母指CM関節の橈側外転・尺側内転軸の橈側を通る	▶ 母指CM関節の橈側外転作用をもつ
固定操作ポイント	■ 対象者の肘関節を屈曲位とし，上腕部後面をベッドに固定する	
	■ 対象者の手関節の尺屈する際に肩関節が外旋する	▶ 肩関節を内旋方向に固定する

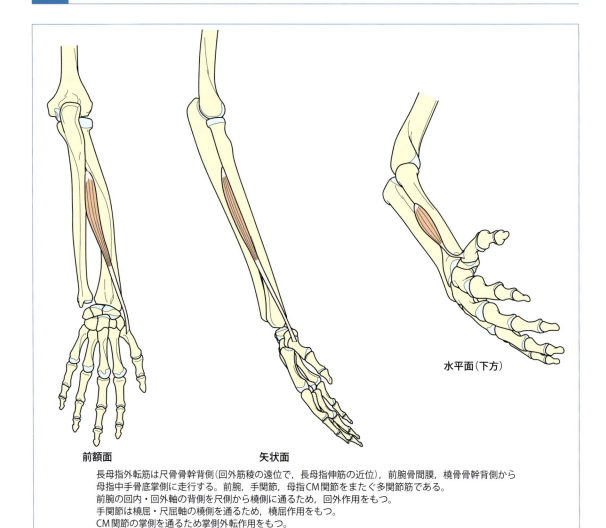

前額面　　　矢状面　　　水平面（下方）

長母指外転筋は尺骨骨幹背側（回外筋稜の遠位で，長母指伸筋の近位），前腕骨間膜，橈骨骨幹背側から母指中手骨底掌側に走行する．前腕，手関節，母指CM関節をまたぐ多関節筋である．
前腕の回内・回外軸の背側を尺側から橈側に通るため，回外作用をもつ．
手関節は橈屈・尺屈軸の橈側を通るため，橈屈作用をもつ．
CM関節の掌側を通るため掌側外転作用をもつ．

伸張操作ポイント	■ 対象者の前腕を回内位，手関節を軽度背屈・尺屈位としてから，母指のCM関節を掌側内転・尺側内転操作をする
	■ 対象者の母指MP関節の内転や屈曲操作はしない

図12-1　長母指外転筋のストレッチング-全体像(1)

セラピストは対象者の前腕を回内位，手関節は掌・背屈を中間位，および尺屈位とする。次いで母指CM関節での尺側内転を行う。

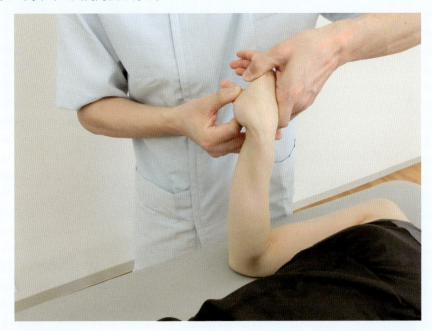

図12-2　長母指外転筋のストレッチング-全体像(2)

手関節の尺屈の際は，近位手根列を尺側から橈側に押し込むように誘導し行う。

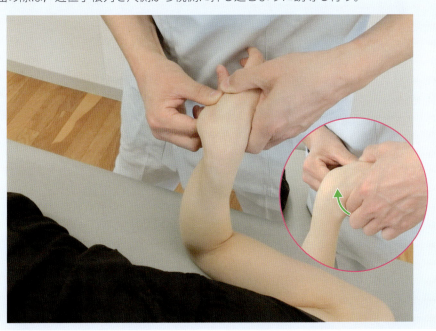

図12-3 長母指外転筋の固定操作

対象者の肘関節を屈曲位にして，上腕後面をベッドに押さえることで固定する。次に行う手関節の尺屈操作で手関節が外旋しないよう，セラピストは対象者の前腕にやや軸圧をかけながら肩関節を内旋方向に操作する。
セラピストの左示指が対象者の近位手根列を尺側から橈側へ押し込む操作が，そのまま肩関節の内旋方向への操作（外旋防止への固定）となる。

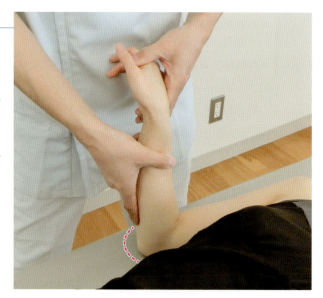

図12-4 長母指外転筋の伸張操作

開始肢位（①）より，セラピストは対象者の前腕を回内する（②）。セラピストは左手で対象者の母指以外の手を把持し，手関節は掌・背屈中間位のまま尺屈位に操作する（③）。
セラピストは右手の示指を対象者の母指CM関節遠位（中手骨底掌側）に当て（④），母指で対象者の母指MP関節近位（中手骨頭背側）を押し（⑤），CM関節の尺側内転を行い伸張する（⑥）。

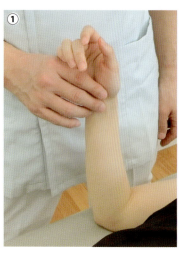
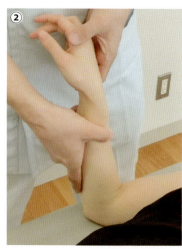
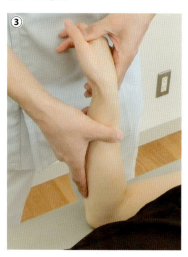
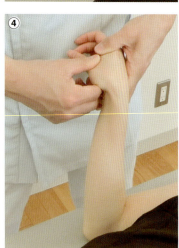
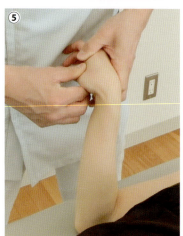
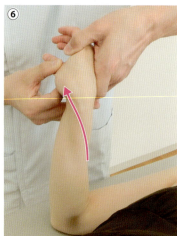

浅指屈筋 flexor digitorum superficialis muscle

起始	上腕骨：内側上顆 尺骨　：尺骨粗面 橈骨　：近位前面	支配神経	正中神経
停止	示指から小指までの中節骨底掌側	髄節レベル	C7〜T1

■ テクニカルヒント

筋の走行・機能	■ 肘関節の屈曲・伸展軸の前方を通る	▶ 肘関節の**屈曲**作用をもつ
	■ 橈骨前面からも起始している	▶ 前腕の**回内**作用をもつ
	■ 手関節では掌・背屈軸の掌側を通る	▶ 手関節の**掌屈**作用をもつ
	■ MP関節，PIP関節の掌・背屈軸の掌側を通る	▶ MP関節・PIP関節の**屈曲**作用をもつ
	■ 深指屈筋の影響をどうするか？	▶ DIP関節への操作をしない

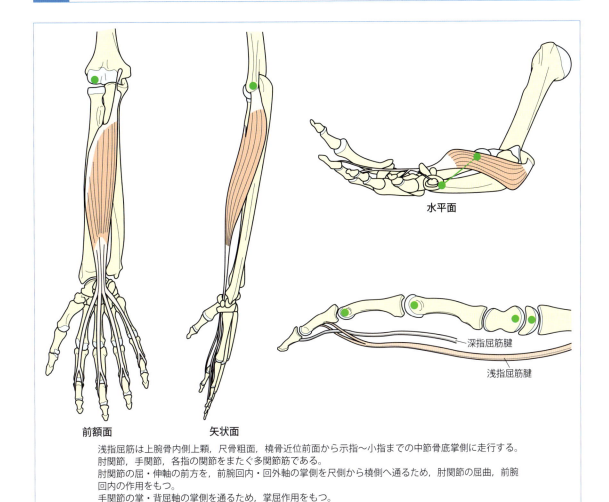

前額面　　矢状面　　水平面

深指屈筋腱
浅指屈筋腱

浅指屈筋は上腕骨内側上顆，尺骨粗面，橈骨近位前面から示指〜小指までの中節骨底掌側に走行する。肘関節，手関節，各指の関節をまたぐ多関節筋である。
肘関節の屈・伸軸の前方を，前腕回内・回外軸の掌側を尺側から橈側へ通るため，肘関節の屈曲，前腕回内の作用をもつ。
手関節の掌・背屈軸の掌側を通るため，掌屈作用をもつ。
示指から小指までのMP・PIP関節の掌側を通るため，屈曲作用をもつ。

固定操作ポイント	■ 前腕の回外で上腕骨はどう動くか？	▶ 肩関節で**外旋**する（内旋方向に固定する）
伸張操作ポイント	■ どの操作を優先するか？	▶ **手指**の操作は難しいため先に行い，**前腕・手関節**を次いで行う

図13-1　浅指屈筋のストレッチング-全体像

セラピストの右手で対象者の上腕遠位内側を把持し，対象者の肩関節を内旋する方向に固定する。

セラピストの左手は対象者のMP関節伸展位，PIP関節伸展位とし，DIP関節はなるべく伸展位とならないよう気をつけながら把持する。

セラピストはその把持した左手で対象者の手関節背屈・前腕回外の方向に操作し伸張する。

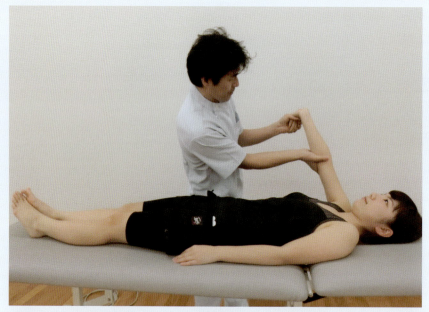

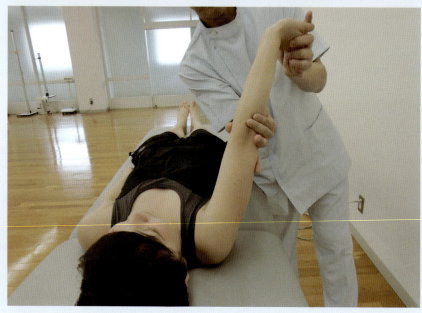

図13-2 浅指屈筋の固定操作

固定が不十分な場合，伸張操作である前腕の回外により，対象者の上腕骨は肩外旋方向に動いてしまう（**a**）。したがって，左手で上腕骨を肩外旋方向に固定する（**b**）。母指球を上腕骨内側上顆の前方より当て，他の指は肘頭あたりで把持する（**c**）。

セラピストは自分の手を回外（および掌屈）させながら把持した対象者の上腕骨を固定する。把持しているセラピスト手は対象者の肘を握るように掴むのではなく，内側より肘の形態に合わせるように持つと固定しやすい。

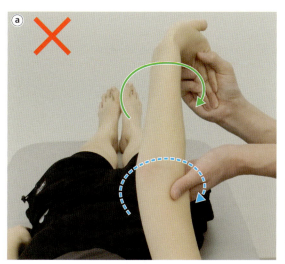
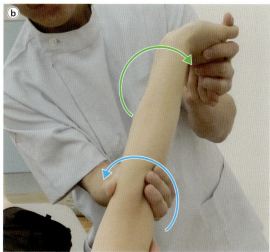
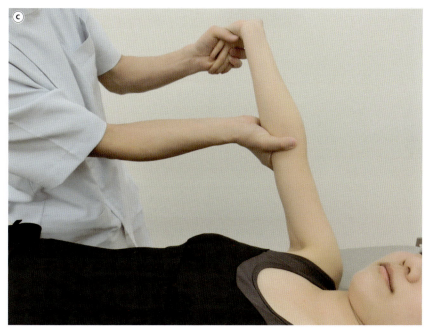

図13-3　浅指屈筋の伸張操作（把持の仕方）

セラピストは左手で対象者の右手を写真のように掴む。極力すべての指のMP関節伸展位，PIP関節伸展位になるように持つ。ただし指の長さがそれぞれ異なるため，すべての指の完全な操作は難しい。必要に応じ，各指を選択的に伸張する。

DIP関節は深指屈筋の伸張防止のため，屈曲位とすることが望ましいが，技術的に困難である。そのため，固定をしないことで深指屈筋に極力緊張が入らないようにしている。

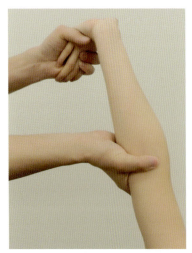
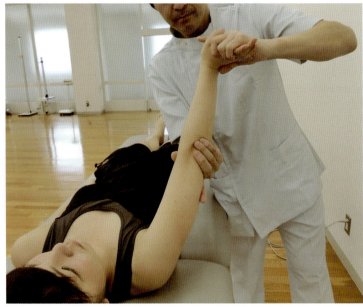

図13-4　浅指屈筋の伸張操作

セラピストの左手で対象者の右手を把持したら（①），手関節の背屈（②），前腕の回外操作（③）を行い伸張する。

対象者の手指は前述の通り，MP関節・PIP関節は伸展位，DIP関節は固定せずに把持しておく。対象者の上腕は肩関節外旋位にならないようセラピストの右手で内旋位に固定する。

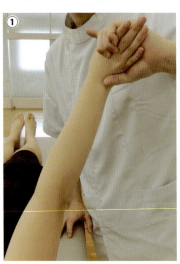
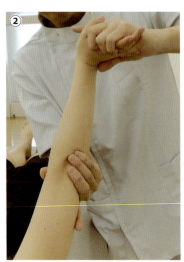
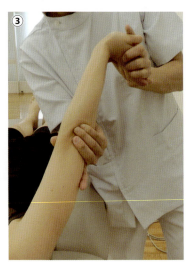

4 手関節および手指の筋 14

深指屈筋 flexor digitorum profundus muscle

起始	尺骨内側面，前腕骨間膜	支配神経	正中神経（橈側2本），尺骨神経（尺側2本）
停止	示指から小指までの末節骨底掌側	髄節レベル	C7〜T1

■ テクニカルヒント

筋の走行・機能

- 肘関節はまたがない ▶ 肘関節は屈曲して，浅指屈筋の緊張をとる
- 前腕骨間膜から起始 ▶ 前腕は回外位にして起始である骨間膜を伸張させる
- 手関節では掌・背屈軸の掌側を通る ▶ 手関節の掌屈作用をもつ
- MP関節，PIP関節，DIP関節の掌・背屈軸の掌側を通る ▶ MP関節，PIP関節，DIP関節すべての屈曲作用をもつ

固定操作ポイント

- 手関節や指の関節の伸展操作で肘関節はどう動くか？ ▶ 肘関節は伸展される（屈曲方向に固定する）
- 前腕は回外位で固定する ▶ 手・指関節の操作で回外位が緩まないようにする

伸張操作ポイント

- 手の各関節は全体で弓なりになるように伸展位を作る

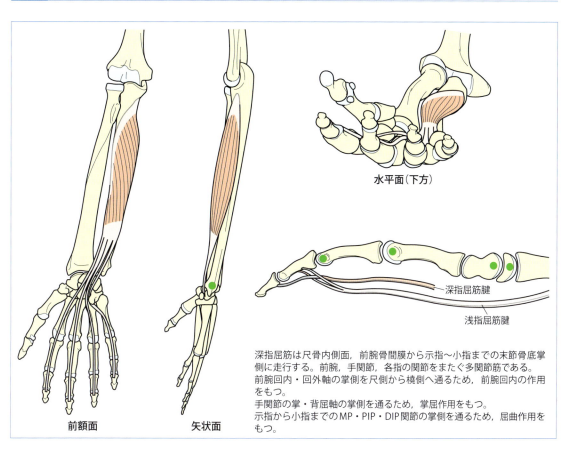

水平面（下方）

深指屈筋腱
浅指屈筋腱

前額面　矢状面

深指屈筋は尺骨内側面，前腕骨間膜から示指〜小指までの末節骨底掌側に走行する。前腕，手関節，各指の関節をまたぐ多関節筋である。
前腕回内・回外軸の掌側を尺側から橈側へ通るため，前腕回内の作用をもつ。
手関節の掌・背屈軸の掌側を通るため，掌屈作用をもつ。
示指から小指までのMP・PIP・DIP関節の掌側を通るため，屈曲作用をもつ。

図14-1 深指屈筋のストレッチング-全体像

開始肢位は肘を屈曲，前腕を回外位とする。セラピストは上腕遠位後面を左手で保持するか，ベッドに置き固定する。
次に対象者の手関節を背屈するが肘が伸展しないよう気をつける（さらに肘屈曲を増すくらいでも可）。
示指から小指までのMP関節・PIP関節・DIP関節を順に伸展位にして伸張する。

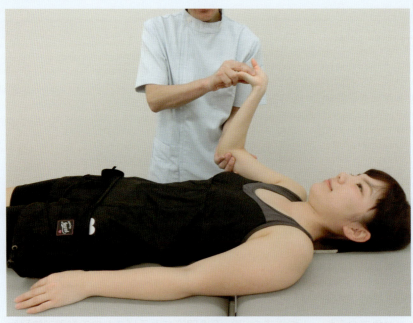

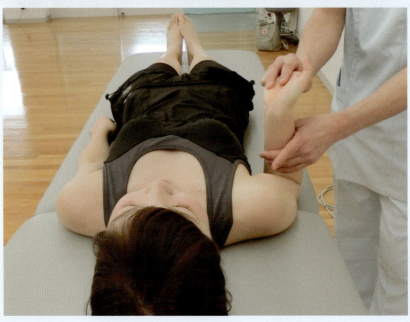

図 14-2　深指屈筋の固定操作

浅指屈筋や橈側手根屈筋などの肘関節前方を通過する前腕屈筋群を緩めるために，対象者の肘関節を屈曲位とする。
次の伸張操作である手関節背屈などを行う際に肘関節伸展が起こらないよう，上腕後面をセラピストの左手で固定するか（**a**），ベッドで固定する（**b**）。

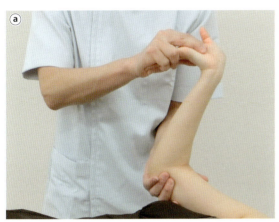
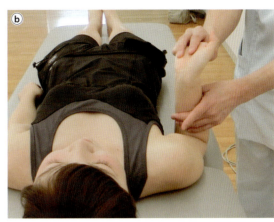

図 14-3　深指屈筋の伸張操作

セラピストは右手で対象者の右手を掌側から把持する。その際，セラピストは示指と中指を伸展位とし，対象者の手掌に当てて，手関節を背屈位とする。
セラピストの母指は対象者の示指MP関節を，小指と環指は対象者の小指側からMP関節を伸展位にする（①）。最後に対象者の示指〜小指までのPIP・DIP関節をセラピストの手掌面で伸展位とするが，これらの操作で対象者の肘関節が伸展位とならないよう，逆に屈曲方向に操作する（②③）。

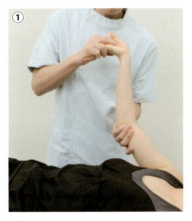
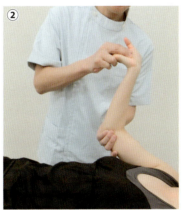
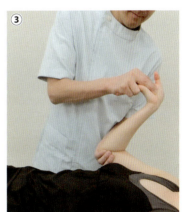

対象者のMP・PIP・DIP関節の伸展操作では，全体に弓なりになるよう操作する（左）。鋭角に折れ曲がるような操作は，関節への負担が大きいので注意する（右）。

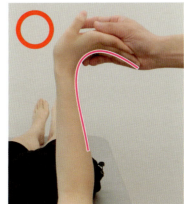
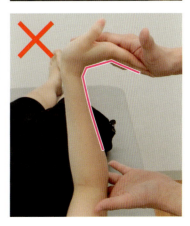

4 手関節および手指の筋 15

長母指屈筋 flexor pollicis longus muscle

起始	橈骨骨幹部の前面，前腕骨間膜	支配神経	正中神経
停止	母指の末節骨底掌側	髄節レベル	C8・T1

■ テクニカルヒント

筋の走行・機能
- 前腕骨間膜からも起始している ▶ 前腕は回外位にして起始である骨間膜を伸張させる
- 手関節では掌・背屈軸の掌側を通る ▶ 手関節の掌屈作用をもつ
- 母指のMP関節，IP関節の掌・背屈軸の掌側を通る ▶ MP関節・IP関節の屈曲作用をもつ

固定操作ポイント
- 手関節や指の関節の伸展操作で肘関節はどう動くか ▶ 肩関節は外旋する（内旋方向に固定する）／肘関節は伸展する（屈曲方向に固定する）
- 前腕は回外位で固定する ▶ 手・指関節の操作で回外位が緩まないようにする

伸張操作ポイント
- 伸張の順序は，手関節，CM関節，MP関節，IP関節の順で行う

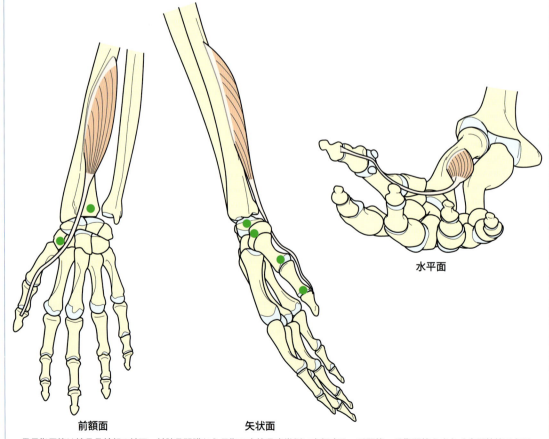

前額面　　矢状面　　水平面

長母指屈筋は橈骨骨幹部の前面，前腕骨間膜から母指の末節骨底掌側に走行する。手関節，母指関節をまたぐ多関節筋である。前腕骨間膜からも起始しているため，回外位にして前腕骨間膜を張らせると起始が安定しやすい。
手関節は掌・背屈軸の掌側を，橈屈・尺屈軸の橈側を通るため，掌屈，橈屈作用をもつ。
MP・IP関節の掌側を通るため屈曲作用をもつ。

図15-1　長母指屈筋のストレッチング-全体像

前腕を回外位で固定し，手関節を背屈位，CM関節を外転位，MP関節を伸展位としてから，最後にIP関節を伸展して伸張する。

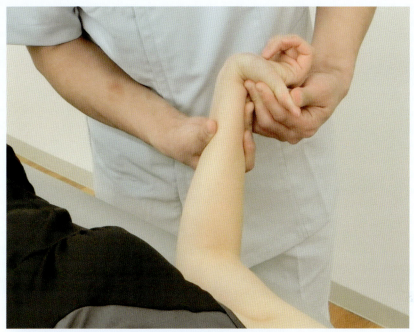

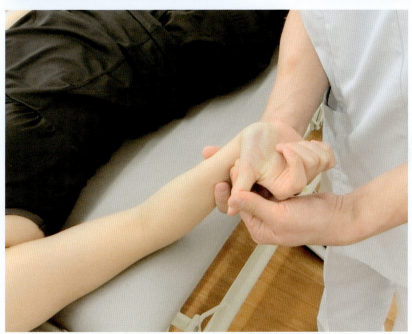

図 15-2　長母指屈筋の伸張操作（1）：固定操作を含む

前腕を回外位とし，肩関節の外旋や肘関節の伸展が起こらないよう配慮する（①）。手関節を背屈位，CM関節を外転位，MP関節を伸展位としてから，IP関節を伸展して伸張する（②）。

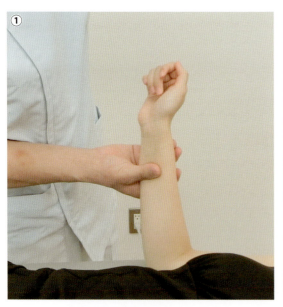
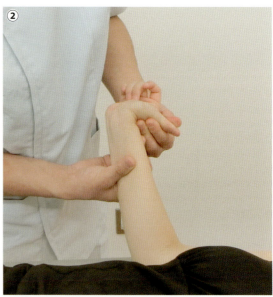

図 15-3　長母指屈筋の伸張操作（2）

IP関節を最後に伸展することで長母指屈筋に緊張感が得られる。写真②～④のように，セラピストは対象者の基節骨掌側に置いた指を滑らせるようにIP関節を越え，末節骨まで滑らせて伸張する。

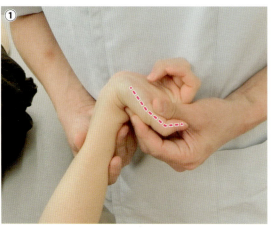
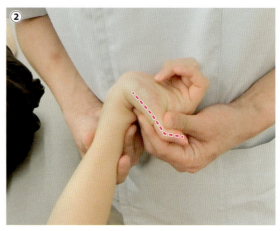
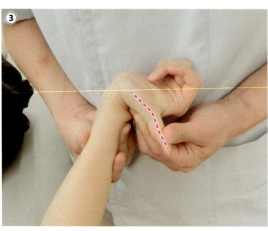
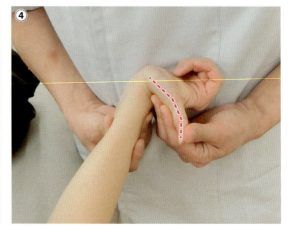

4 手関節および手指の筋 16

短母指屈筋 flexor pollicis brevis muscle

■ 浅頭

起　始	屈筋支帯	支配神経	正中神経
停　止	母指の基節骨底および橈側にある種子骨	髄節レベル	C6・C7

■ 深頭

起　始	大菱形骨，小菱形骨，有頭骨	支配神経	尺骨神経
停　止	母指の基節骨底および橈側にある種子骨	髄節レベル	C8・T1

■ テクニカルヒント

筋の走行・機能	■ 手関節はまたがない ■ 母指のCM関節・MP関節の掌側を通る	▶	手関節は掌屈して，手外筋の緊張をとる CM関節・MP関節の屈曲作用をもつ
固定操作ポイント	■ 手関節を掌屈位にする ■ CM関節の背側から掌側に向けて押し，支点を作る	▶	遠位手根骨との間で不動の第2・3中手骨で固定する
伸張操作ポイント	■ IP関節の伸展操作はしない		

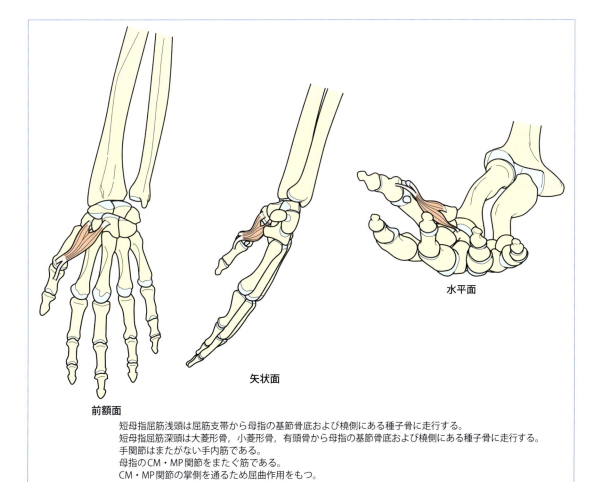

水平面

矢状面

前額面

短母指屈筋浅頭は屈筋支帯から母指の基節骨底および橈側にある種子骨に走行する。
短母指屈筋深頭は大菱形骨，小菱形骨，有頭骨から母指の基節骨底および橈側にある種子骨に走行する。
手関節はまたがない手内筋である。
母指のCM・MP関節をまたぐ筋である。
CM・MP関節の掌側を通るため屈曲作用をもつ。

図16-1　短母指屈筋のストレッチング-全体像(1)

手関節を掌屈位とし，外来筋（手関節の掌屈筋群）を緩める。第2・3中手骨を固定し，母指のCM関節の伸展・MP関節の伸展を行い伸張する。

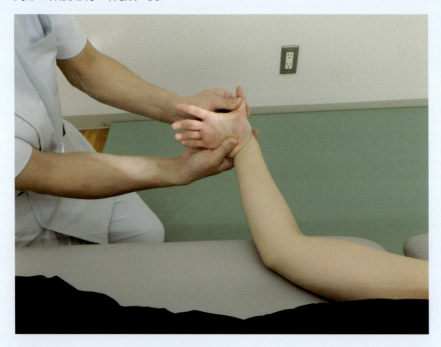

図16-2　短母指屈筋のストレッチング-全体像(2)

母指のIP関節の操作をしないよう，母指末節骨には触れないようにする。母指基節骨で伸展操作する。

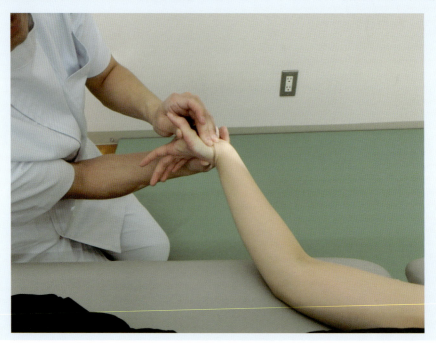

図16-3　短母指屈筋の固定操作

セラピストは対象者の手関節を掌屈・回内位にし，長母指屈筋を弛緩させる。セラピストの右手で対象者の第2・3中手骨を背側より固定し（◌），手関節背屈方向に動かないようにする。

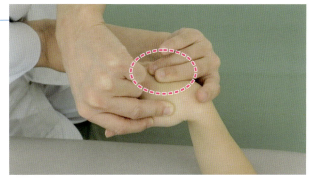

図16-4　短母指屈筋の伸張操作（1）

セラピストは左手中指を対象者の大菱形骨を背側から当て，支点を作る。セラピストの右手で対象者の第2・3中手骨を背側より固定し（→），手関節背屈方向に動かないようにする。セラピストの左母指は対象者の基節骨をMP関節背屈方向へ操作する（→）。

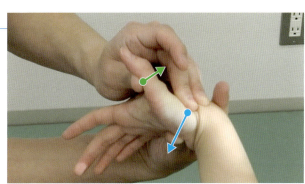

図16-5　短母指屈筋の伸張操作（2）

短母指屈筋（**a**）と短母指外転筋（**b**）での操作方向の違いを確認する。

a：短母指屈筋のストレッチングでは母指MP関節の伸展方向にそのまま操作するため自然に母指中手骨と第2中手骨の間は開いていく。

b：短母指外転筋のストレッチングでは掌側内転のため，母指中手骨は第2中手骨に近づく方向に操作する。

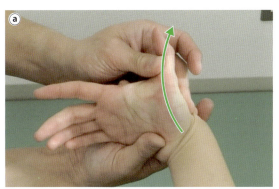
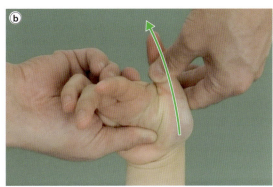

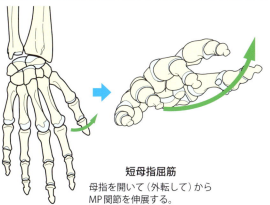

短母指屈筋
母指を開いて（外転して）からMP関節を伸展する。

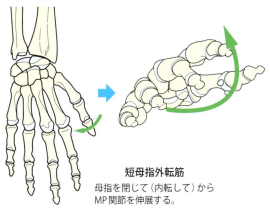

短母指外転筋
母指を閉じて（内転して）からMP関節を伸展する。

4 手関節および手指の筋 17

短母指外転筋 abductor pollicis brevis muscle

起始	舟状骨結節，大菱形骨，屈筋支帯の橈骨前面	支配神経	正中神経
停止	母指の基節骨底および橈側にある種子骨	髄節レベル	C6・C7

■ テクニカルヒント

筋の走行・機能	■ 手関節はまたがない	▶ 手関節は掌屈して，前腕屈筋群の緊張をとる
	■ 母指CM関節の外側・掌側を走行する	▶ 母指CM関節の橈側外転・掌側外転作用をもつ
	■ 母指MP関節の屈・伸軸の掌側を通る	▶ MP関節の屈曲作用をもつ

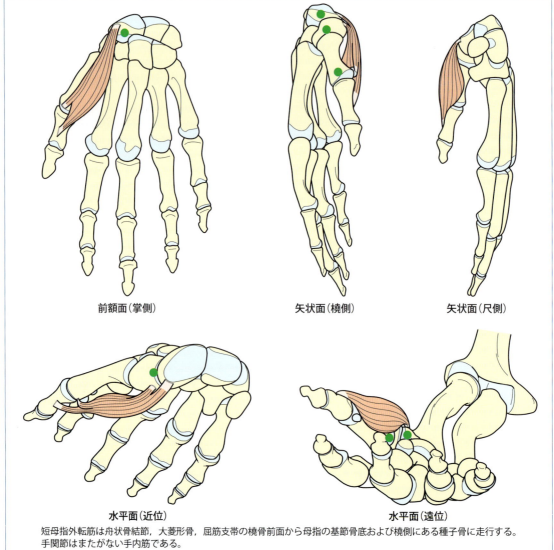

前額面（掌側）　　矢状面（橈側）　　矢状面（尺側）

水平面（近位）　　水平面（遠位）

短母指外転筋は舟状骨結節，大菱形骨，屈筋支帯の橈骨前面から母指の基節骨底および橈側にある種子骨に走行する。
手関節はまたがない手内筋である。
母指のCM・MP関節をまたぐ筋である。
CM関節の尺側，掌側を通るため，橈側外転・掌側外転の作用をもつ。
MP関節の掌側を通るため屈曲作用をもつ。

固定操作ポイント	■ 手関節を掌屈位とする
	■ 第2・3中手骨を背側から掌屈方向へ把持する
伸張操作ポイント	■ 母指CM関節の掌側内転に尺側内転要素を加えて伸張する
	■ 母指MP関節の伸展要素を加えて伸張する

図17-1　短母指外転筋のストレッチング - 全体像

手関節を掌屈位とし外来筋（掌屈筋群）を緩め，母指CM関節での掌側内転，母指MP関節の伸展操作で伸張する。基本的にはCM関節の掌側内転方向を基準とする。

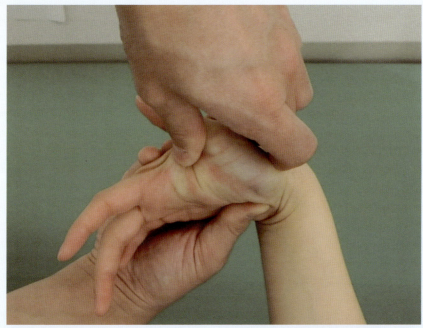

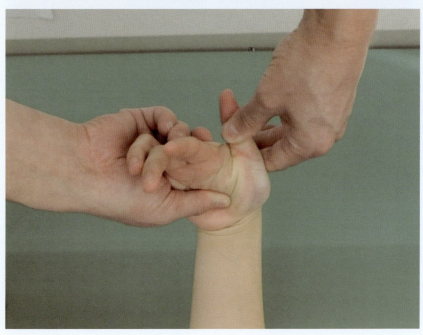

図17-2　短母指外転筋の固定操作

外来筋（掌屈筋群）を緩める目的で，対象者の手関節を掌屈位とする。セラピストは右手で，対象者の手部を固定する。

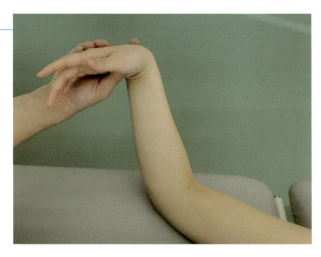

図17-3　短母指外転筋の伸張操作

対象者の手関節を掌屈位固定のまま，セラピストは左手で対象者の母指中手骨を操作し，CM関節で掌側内転する（①➡②）。その際に，セラピストの左中指は対象者の第2中手骨背側あたりに当てて支点とする。

次いで，セラピストの左母指は対象者の母指基節骨底掌側まで遠位へ少し滑らせ，対象者の母指MP関節の伸展操作をする（③➡④）。母指CM関節の掌側内転とMP関節の伸展では方向が少し違うので注意が必要である。

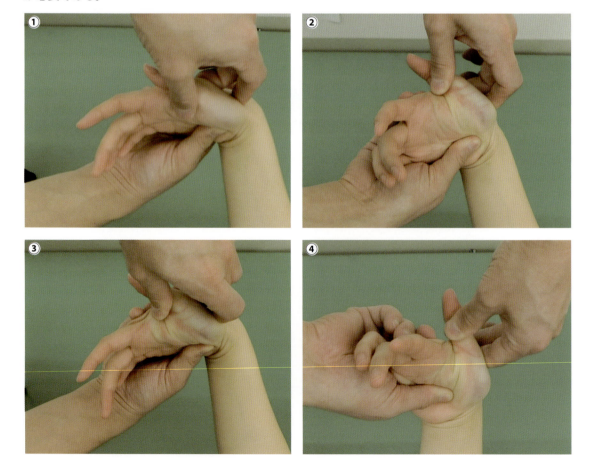

母指内転筋 adductor pollicis muscle

斜頭 adductor pollicis oblique

起始	有頭骨，中指および示指中手骨底掌側	支配神経	尺骨神経
停止	母指の基節骨底および尺側にある種子骨	髄節レベル	C8・T1

横頭 adductor pollicis transverse

起始	中指中手骨の骨幹掌側面	支配神経	尺骨神経
停止	母指の基節骨底および尺側にある種子骨	髄節レベル	C8・T1

■ テクニカルヒント

筋の走行・機能	■ 手関節はまたがない	▶ 手関節は掌屈位をとる
	■ 母指のCM関節とMP関節をまたぐ	▶ IP関節の操作をしない
	■ 母指CM関節の内側・掌側を通る	▶ 母指CM関節の内転・屈曲作用をもつ
	■ 母指MP関節の内・外転軸軸の内側を通る	▶ 母指MP関節の外転作用をもつ

固定操作ポイント	■ 手関節を掌屈位にする
	■ 第2〜4指（特に第2指）の中手骨を固定し，手関節の背屈を防止する

伸張操作ポイント	母指CM関節の掌側外転・橈側外転（手掌面に対し約60°矢状面方向）で伸張する

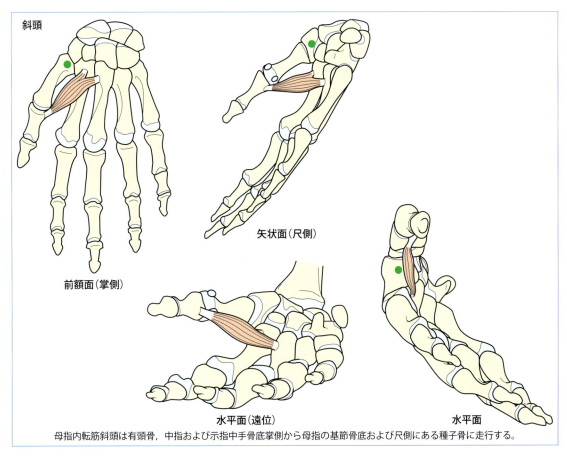

斜頭　前額面（掌側）　矢状面（尺側）　水平面（遠位）　水平面

母指内転筋斜頭は有頭骨，中指および示指中手骨底掌側から母指の基節骨底および尺側にある種子骨に走行する。

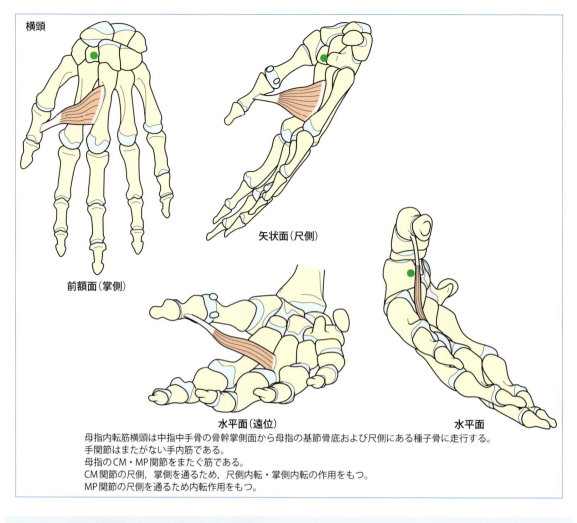

母指内転筋横頭は中指中手骨の骨幹掌側面から母指の基節骨底および尺側にある種子骨に走行する。
手関節はまたがない手内筋である。
母指のCM・MP関節をまたぐ筋である。
CM関節の尺側，掌側を通るため，尺側内転・掌側内転の作用をもつ。
MP関節の尺側を通るため内転作用をもつ。

図18-1　母指内転筋のストレッチング-全体像

手関節を掌屈位とし外来筋（掌屈筋群）を緩め，母指CM関節での掌側外転，母指MP関節の外転操作で伸張する。基本的にはCM関節の掌側外転方向を基準とする。

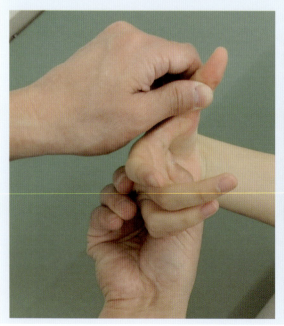
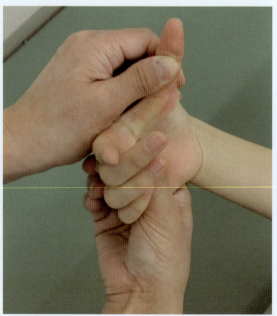

図18-2　母指内転筋の固定操作

対象者の手関節を掌屈位とし（①），セラピストは右手で第2・3中手骨を把持し固定する（②）。

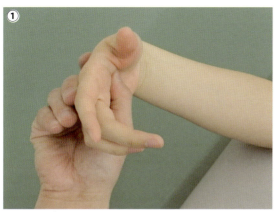
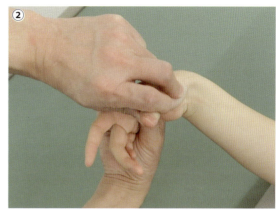

図18-3　母指内転筋の伸張操作

セラピストは左手で対象者の母指基節骨を把持し（①），掌側外転（軽度橈側外転）方向に伸張操作する（②）。

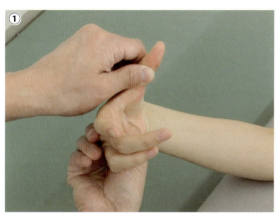
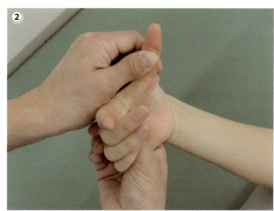

図18-4　母指内転筋のストレッチング-伸張方向

他の手指に対し母指は60°の角度をもつ[1]。その方向に伸張操作を行う。

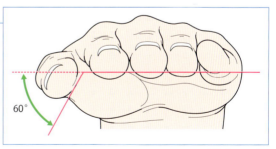

■ 引用文献
1) ユッタ・ホッホシールド：からだの構造と機能Ⅰ 上肢と上部体幹（丸山仁司 監），170-217，ガイアブックス，2011．

文献1)より引用

母指対立筋 opponens pollicis muscle

起始	大菱形骨, 屈筋支帯	支配神経	正中神経
停止	母指の中手骨の橈側縁	髄節レベル	C6・C7

■ テクニカルヒント

筋の走行・機能	■ 手関節はまたがない	▶ 手関節は掌屈位をとる
	■ 母指のCM関節のみをまたぐ	▶ MP関節などの操作をしない
	■ 母指CM関節の内・外転軸の内側を通る	▶ 母指CM関節の内転作用をもつ
	■ 母指CM関節の屈・伸軸の掌側を通る	▶ 母指CM関節の屈曲作用をもつ
	■ 母指CM関節の内・外旋軸の掌側を通る	▶ 母指CM関節の回外作用をもつ

固定操作ポイント	■ 手関節の掌屈位にする
	■ 第2〜4指（特に第2指）の中手骨を固定し，手関節の背屈を防止する

伸張操作ポイント	■ 母指CM関節の外転・伸展・回内で伸張する

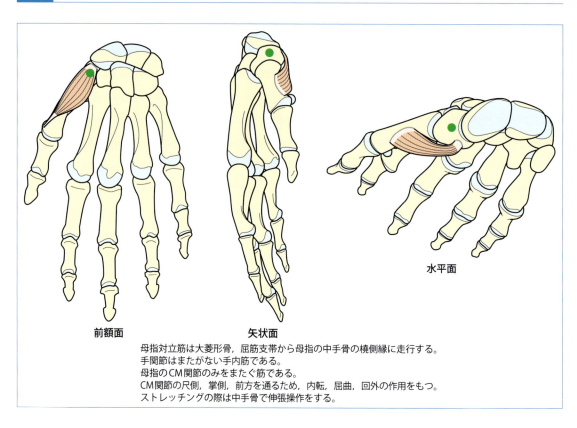

前額面　　　矢状面　　　水平面

母指対立筋は大菱形骨，屈筋支帯から母指の中手骨の橈側縁に走行する。
手関節はまたがない手内筋である。
母指のCM関節のみをまたぐ筋である。
CM関節の尺側，掌側，前方を通るため，内転，屈曲，回外の作用をもつ。
ストレッチングの際は中手骨で伸張操作をする。

図19-1　母指対立筋のストレッチング-全体像

手関節を掌屈位とし外来筋（掌屈筋群）を緩め，母指の中手骨を把持し，母指CM関節で橈側外転・伸展・回内操作で伸張する。
MP関節をまたいで基節骨での操作にならないよう，必ず母指の中手骨での操作をする。

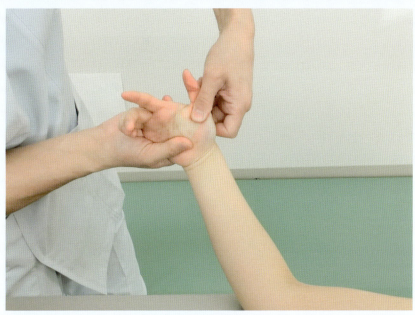

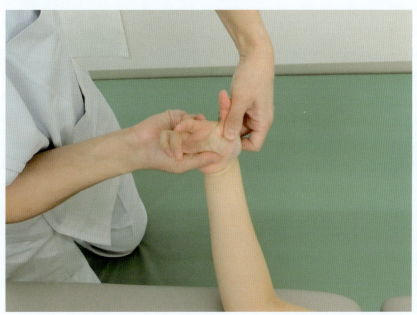

図 19-2　母指対立筋の固定操作

セラピストは右手で，対象者の第2～5中手骨あたりを保持し固定する。

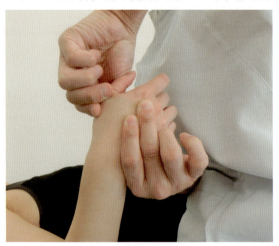
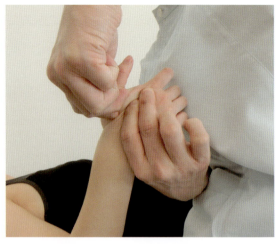

図 19-3　母指対立筋の伸張操作

セラピストは対象者の手関節を掌屈位とし外来筋（掌屈筋群）を緩め（①），右手で対象者の第2～5中手骨あたりを保持し固定する（②）。

セラピストは左手で対象者の母指の中手骨を把持し，母指CM関節で橈側外転・伸展・回内操作（対立運動の反対操作）で伸張する（③）。

基節骨で操作するとMP関節の動きが入るので，必ず母指中手骨のみで操作する（④⑤）。

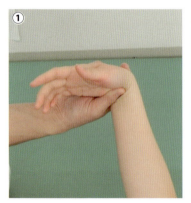
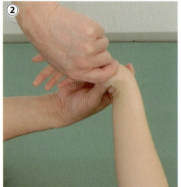
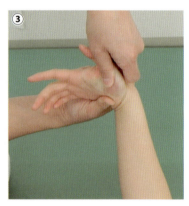
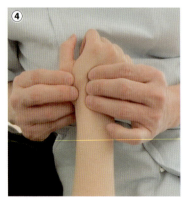
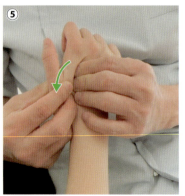

小指外転筋 abductor digiti minimi muscle

起始	豆状骨，屈筋支帯	支配神経	尺骨神経
停止	小指の基節骨底尺側	髄節レベル	C8・T1

■ テクニカルヒント

筋の走行・機能
- 豆状骨から起始している ▶ 小さな豆状骨が動かないようにする
- 小指MP関節の外側（尺側）を走行する ▶ 小指MP関節の外転作用をもつ
- 小指MP関節のやや掌側を走行する ▶ 小指MP関節の軽い屈曲作用をもつ

固定操作ポイント
- 豆状骨は伸張操作で遠位・尺側に移動する ▶ 豆状骨を近位・橈側に固定する

伸張操作ポイント
- 小指MP関節を伸展・内転する ▶ 小指を環指の後方にクロスする位置に置く
- 小指の伸張操作では，基節骨で操作する。PIP関節をまたがないように気をつける

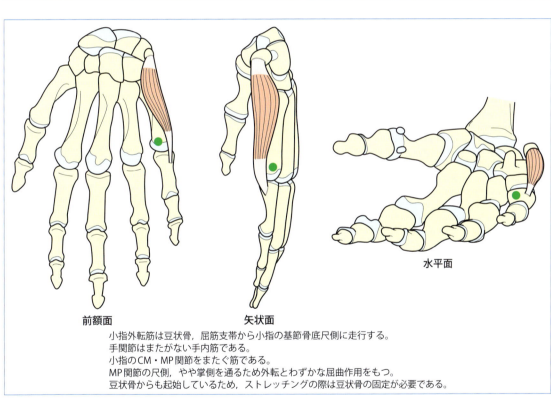

前額面　　矢状面　　水平面

小指外転筋は豆状骨，屈筋支帯から小指の基節骨底尺側に走行する。
手関節はまたがない手内筋である。
小指のCM・MP関節をまたぐ筋である。
MP関節の尺側，やや掌側を通るため外転とわずかな屈曲作用をもつ。
豆状骨からも起始しているため，ストレッチングの際は豆状骨の固定が必要である。

図 20-1　小指外転筋のストレッチング-全体像

豆状骨を遠位（やや尺側）から固定し，小指のMP関節を内転・やや伸展方向に操作する。

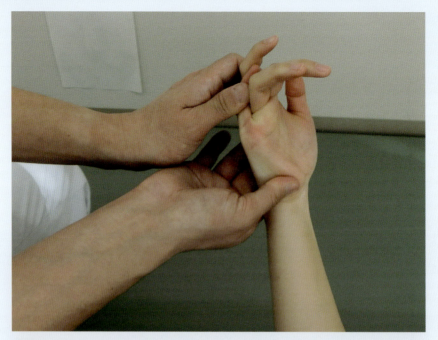

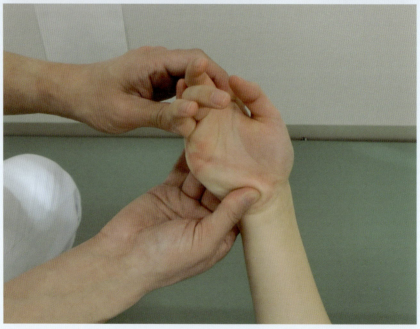

図20-2　小指外転筋の固定操作

豆状骨の位置を確認し（①），セラピストは右手の母指で遠位（やや尺側）から近位・正中方向に豆状骨を固定する（②）。

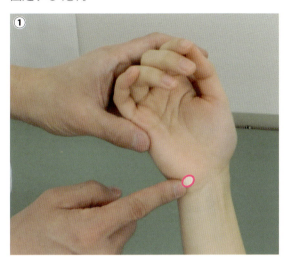
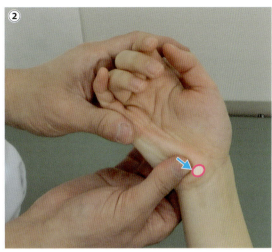

図20-3　小指外転筋の伸張操作

セラピストは右母指で対象者の豆状骨を固定後，左手の母指を対象者の小指の中手骨遠位部尺側に当てる。その左手母指を中手骨遠位部からMP関節を越え，基節骨の尺側・掌側へ滑らせるように移動させる（①②）。これにより対象者の小指MP関節の内転・伸展操作を行う（③）。IP関節は越えないように気をつける。

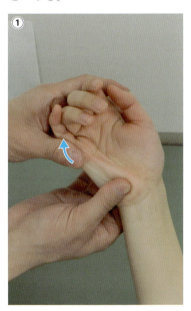
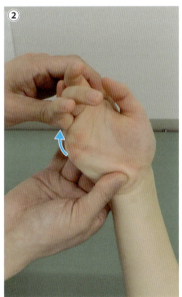
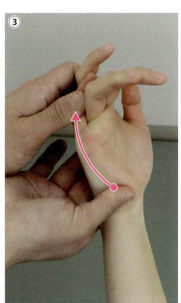

4 手関節および手指の筋 21

短小指屈筋 flexor digiti minimi brevis muscle

起　始	有鉤骨鉤，屈筋支帯	支配神経	尺骨神経
停　止	小指の基節骨底掌側	髄節レベル	C8・T1

■ テクニカルヒント

筋の走行・機能	■ 手関節はまたがない	▶ 肘関節は掌屈位にして外来筋の緊張をとる
	■ CM関節，MP関節の掌・背屈軸の掌側を通る	▶ CM関節・MP関節の屈曲作用をもつ

固定操作ポイント	■ MP関節だけでの伸展にならないよう，CM関節でも伸展位で固定する

伸張操作ポイント	■ CM関節，MP関節の順に伸展操作で伸張する
	■ PIP関節，DIP関節は伸展位にならないよう関節操作をしない

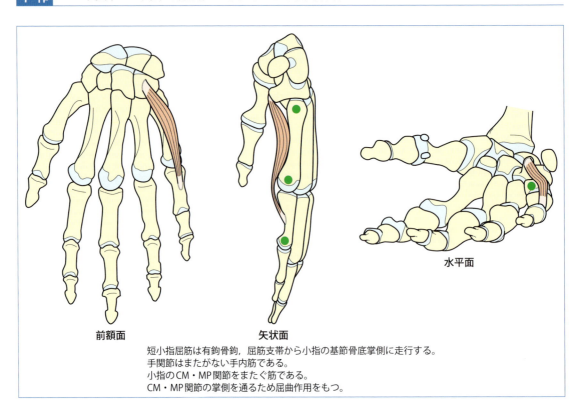

前額面　　　矢状面　　　水平面

短小指屈筋は有鉤骨鉤，屈筋支帯から小指の基節骨底掌側に走行する。
手関節はまたがない手内筋である。
小指のCM・MP関節をまたぐ筋である。
CM・MP関節の掌側を通るため屈曲作用をもつ。

図21-1 短小指屈筋のストレッチング-全体像

手関節を掌屈位とし，小指のMP関節を伸展する。その際，小指の基節骨で操作し，PIP関節やDIP関節の伸展が起こらないように気をつける。

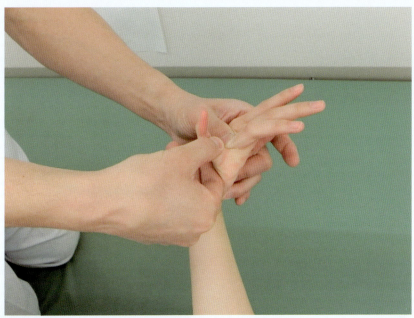

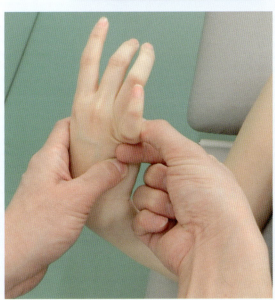

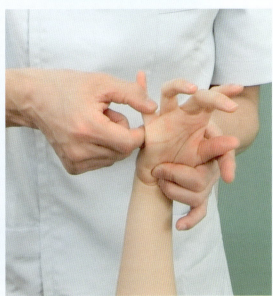

図21-2　短小指屈筋のストレッチング-開始肢位

まずセラピストは対象者の手関節を左手で掌屈位とする。

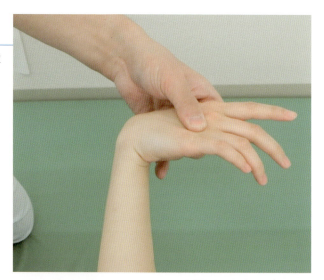

図21-3　短小指屈筋の固定操作

セラピストは左手の中指・環指を対象者の有鈎骨鈎に置き把持する。次いで，右手の示指を対象者の小指中手骨遠位に背側から当て，固定する。

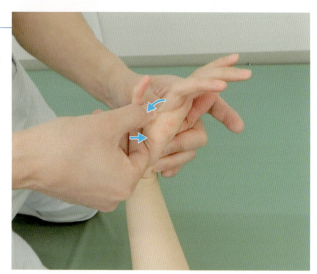

図21-4　短小指屈筋の伸張操作

セラピストは，右手の示指で対象者の小指中手骨遠位を固定しつつ，母指を対象者の小指基節骨の掌側より当て，MP関節の伸展操作をする。
その際にセラピストは，対象者の基節骨に当てている母指が対象者小指の中節骨や末節骨にずれてPIP関節やDIP関節の操作にならないよう気をつける。

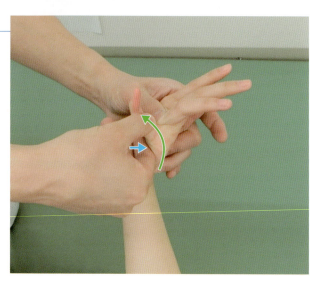

小指対立筋 opponens digiti minimi muscle

起始	有鉤骨鉤，屈筋支帯	支配神経	尺骨神経
停止	小指中手骨の尺側縁	髄節レベル	C8・T1

■ テクニカルヒント

筋の走行・機能
- 手関節はまたがない ▶ 手関節が背屈位にならないようにする
- 小指のCM関節のみをまたぐ ▶ MP関節などの操作をしない
- 小指CM関節の内・外転軸の内側を通過する ▶ 小指CM関節の内転作用をもつ
- 小指CM関節の屈・伸軸の掌側を通過する ▶ 小指CM関節の屈曲作用をもつ
- 小指CM関節の内・外旋軸の掌側を通過する ▶ 小指CM関節の回外作用をもつ

固定操作ポイント
- 手関節の伸展を防止する
- 第2～4指（特に第4指）の中手骨を固定し，手関節の背屈を防止する

伸張操作ポイント
- 小指CM関節の外転・伸展・回内操作で伸張する

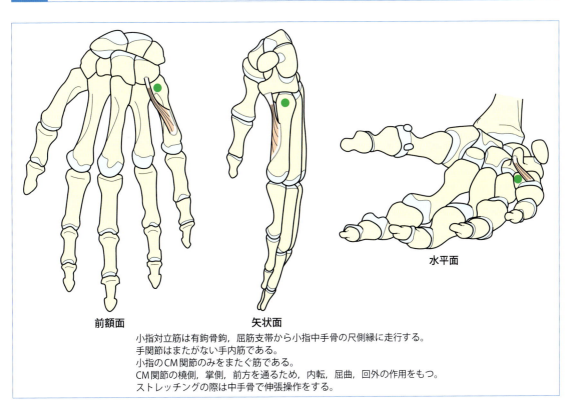

前額面　　矢状面　　水平面

小指対立筋は有鉤骨鉤，屈筋支帯から小指中手骨の尺側縁に走行する。
手関節はまたがない手内筋である。
小指のCM関節のみをまたぐ筋である。
CM関節の橈側，掌側，前方を通るため，内転，屈曲，回外の作用をもつ。
ストレッチングの際は中手骨で伸張操作をする。

図22-1 小指対立筋のストレッチング-全体像

セラピストは対象者の第2〜4指を固定・把持し,小指CM関節の伸展・外転方向に操作しつつ,対立動作と反対方向(第5中手骨の回内)への操作を行う。

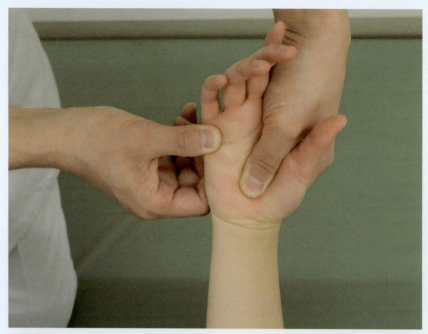

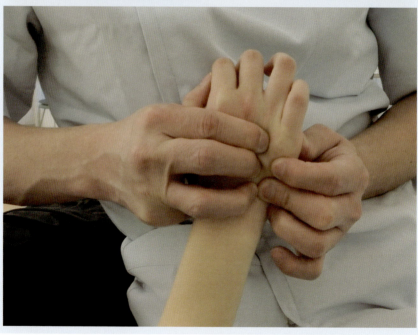

図22-2　小指対立筋の伸張操作

セラピストは①③のように，母指で掌側から，他の指で背側から対象者の第2〜4指中手骨を固定・把持する．小指CM関節の伸展・外転方向に操作しつつ，対立動作と反対方向（第5中手骨の回内）への操作を行う．伸張操作により，対象者の第2〜4指中手骨は背側に移動するため，それをブロックするように背側から第2〜4指を当てる（③④）．

伸張操作は，①〜②のように小指CM関節を外転・伸展方向に操作し，少し軸回旋である第5中手骨の回内（対立と反対の回旋）を行えばよい．

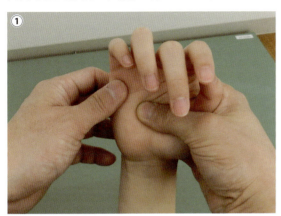
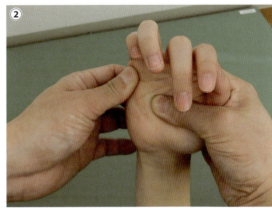
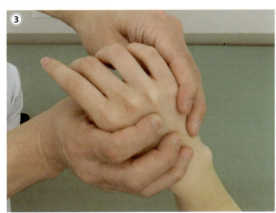
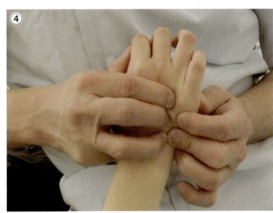

図22-3　小指対立筋のストレッチング-伸張操作の流れ

セラピストは左手で対象者の第2〜4指を固定・把持する．右手で対象者の第5中手骨を把持し，小指CM関節の伸展・外転方向に操作しつつ，対立動作と反対方向（第5中手骨の回内）への操作を行う．

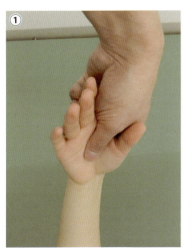
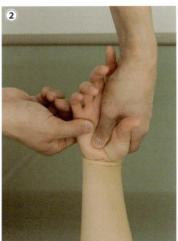
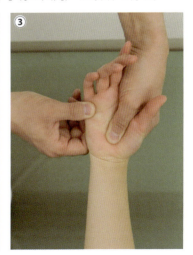

4 手関節および手指の筋 23

虫様筋 lumbrical muscle

起 始	深指屈筋腱	支配神経	❶正中神経　❷尺骨神経
停 止	総指伸筋腱から分かれた側束に合流し末節骨底	髄節レベル	❶C6・C7　❷C8・T1

背側骨間筋 dorsal interosseous muscle

起 始	母指から小指の中手骨の相対する面	支配神経	尺骨神経
停 止	総指伸筋腱から分かれた側束に合流し末節骨底	髄節レベル	C8・T1

掌側骨間筋 palmar interosseous muscle

起 始	示指中手骨の尺側，環指・小指中手骨の橈側	支配神経	尺骨神経
停 止	総指伸筋腱から分かれた側束に合流し末節骨底	髄節レベル	C8・T1

■テクニカルヒント

筋の走行・機能	■MP関節の掌側，PIP・DIP関節の背側を通る	▶ MP関節の屈曲，PIP・DIP関節の伸展作用をもつ
	■虫様筋は深指屈筋腱から起始している	▶ 深指屈筋腱の緊張変化により狭義の手内筋をそれぞれ選択的に伸張できる
	■虫様筋は深指屈筋腱から起始している	▶ 虫様筋を伸張する際は手関節を背屈する
	■虫様筋は深指屈筋腱から起始している	▶ 骨間筋群を伸張する際は手関節を掌屈する
	■掌側骨間筋はMP関節の内・外転軸の内側を走行する	▶ MP関節では外転で伸張する
	■背側骨間筋はMP関節の内・外転軸の外側を走行する	▶ MP関節では内転で伸張する
伸張操作ポイント	■PIP・DIP関節を先に屈曲位とし，MP関節は最後に伸展操作する	

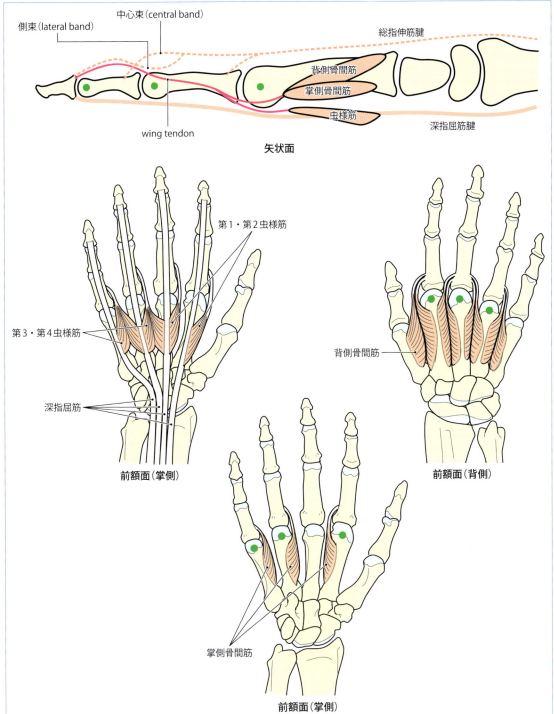

虫様筋は深指屈筋腱から総指伸筋腱から分かれた側束に合流し末節骨底に走行する。
背側骨間筋は母指から小指の中手骨の相対する面から総指伸筋腱から分かれた側束に合流し末節骨底に走行する。
掌側骨間筋は示指中手骨の尺側，環指・小指中手骨の橈側から総指伸筋腱から分かれた側束に合流し末節骨底に走行する。

3つの筋を併せて「狭義の手内筋」とよぶことがある。MP・PIP・DIP関節をまたぐ多関節筋である。
狭義の手内筋はすべてMP関節の掌側，PIP関節の背側，DIP関節の背側を通るため，MP関節の屈曲，PIP・DIP関節の伸展作用をもつ。
虫様筋は深指屈筋腱から起始しているため，深指屈筋腱の緊張により安定しやすい。
虫様筋は示指・中指・環指・小指のMP関節の橈側を走行するため橈屈作用をもつ。
背側骨間筋は示指・中指のMP関節の橈側を，中指・環指のMP関節の尺側を走行するためMP関節の外転作用をもつ。
掌側骨間筋は示指のMP関節の尺側を，環指・小指のMP関節の橈側を走行するため，MP関節の内転作用をもつ。

図23-1 狭義の手内筋のストレッチング-考え方

総握りでは総指伸筋は伸張するが，狭義の手内筋は伸張しない。狭義の手内筋は，MP関節の掌側，PIP関節の背側，DIP関節の背側を走行する。そのため狭義の手内筋のストレッチングでは，MP関節の伸展，PIP・DIP関節の屈曲で伸張する。

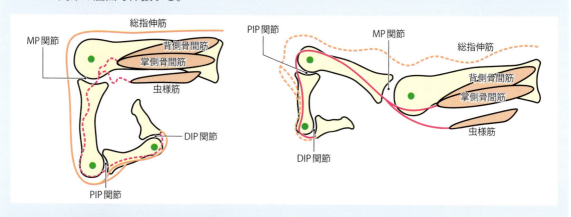

図23-2 虫様筋のストレッチング-全体像

虫様筋の伸張の際は，手関節を背屈位にする。虫様筋の起始である深指屈筋腱はPIP・DIP関節の屈曲により弛緩しているが，手関節の掌側を走行しているため背屈位にすることによって，ある程度の緊張を取り戻す。

起始部が近位に引かれた虫様筋は，骨間筋群に比べて優先的に伸張される。

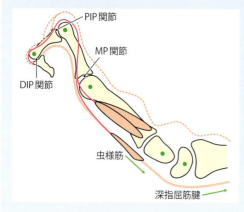 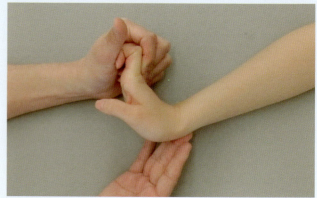

図23-3 骨間筋群のストレッチング-全体像

骨間筋群の伸張の際は，手関節を掌屈位にする。虫様筋の起始である深指屈筋腱は手関節の掌側により弛緩する。起始部が緩み遠位に引かれやすくなる虫様筋は，伸張されにくくなる。そのため骨間筋群が優先的に伸張される。

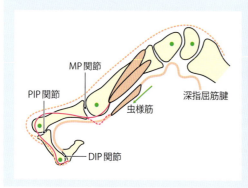 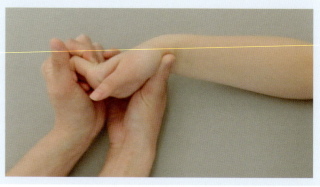

図 23-4 示指における狭義の手内筋のストレッチング：狭義の手内筋を全体的に伸ばす

手関節を掌・背屈中間位とし，狭義の手内筋を全体的に伸張する。セラピストは母指を用い，対象者のPIP・DIP関節を屈曲位にしてから，MP関節を伸展操作する。

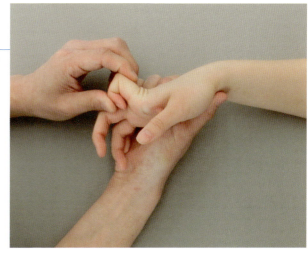

図 23-5 示指における狭義の手内筋のストレッチング：虫様筋を優先的に伸ばす

手関節を背屈位とし，虫様筋を優先的に伸張する。セラピストは右手で対象者の手関節を背屈位に保持する。
次いでセラピストは母指を用い，対象者のPIP・DIP関節を屈曲位にしてから，MP関節を伸展操作する。

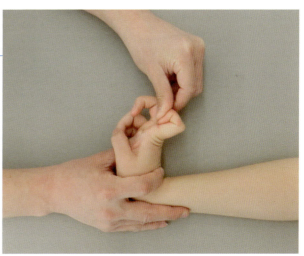

図 23-6 示指における狭義の手内筋のストレッチング：骨間筋を選択的に伸ばす

手関節を掌屈位とし，虫様筋を弛緩させる。セラピストは右手で対象者の手関節を掌屈位に保持する。
次いでセラピストは対象者のPIP・DIP関節を屈曲位にしてから，MP関節を伸展操作する。
MP関節の伸展操作をする際には対象者の手関節掌屈位が背屈して緩まないよう，右手の母指で示指の中手骨遠位を背側よりブロックする。

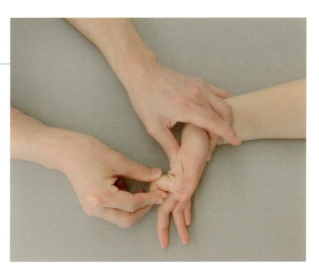

図 23-7　示指の骨間筋群のストレッチング

この時点では骨間筋群でのストレッチングであり，掌側骨間筋と背側骨間筋の選択的なストレッチングができていない。

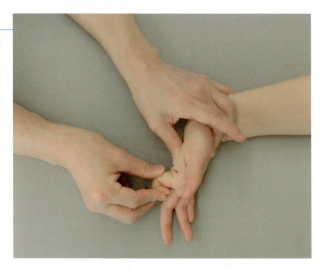

図 23-8　示指の掌側骨間筋のストレッチング

まずは前述した骨間筋群の伸張操作をする。次いでセラピストは，手関節を掌屈位に保持したまま，示指のMP関節を外転操作する。手の把持の仕方は，伸張操作・固定ともに，対象者の手関節掌屈位・MP関節伸展位・PIPおよびDIP関節屈曲位が保ててさえいれば，持ちやすい方法でよい。

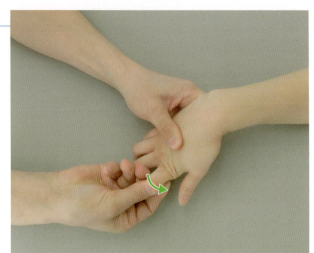

図 23-9　示指の背側骨間筋のストレッチング

まずは前述した骨間筋群の伸張操作をする。次いでセラピストは，手関節を掌屈位に保持したまま，示指のMP関節を内転操作する。手の把持の仕方は，伸張操作・固定ともに，対象者の手関節掌屈位・MP関節伸展位・PIPおよびDIP関節屈曲位が保ててさえいれば，持ちやすい方法でよい。
対象者の母指CM関節を掌側外転位に保持できると，なお伸張感が得られやすい。

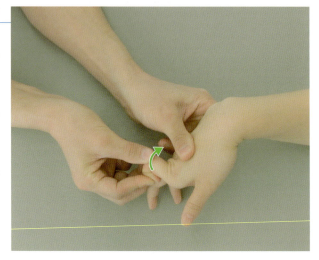

上肢筋の起始・停止一覧

	筋		起始	停止	参照
1 肩甲胸郭関節の筋	僧帽筋上部線維		後頭骨上項線，外後頭隆起，項靱帯	鎖骨外側1/3後縁	p.18
	僧帽筋中部線維		第1～第6胸椎棘突起	肩峰の内側，肩甲棘上縁	p.22
	僧帽筋下部線維		第7～第12胸椎棘突起	肩甲骨棘三角部	p.27
	大菱形筋		第2～第5胸椎棘突起	肩甲骨棘三角部から下角に及ぶ内側縁	p.31
	小菱形筋		第7頸椎棘突起，第1胸椎棘突起	肩甲骨棘三角部の底辺を構成する内側縁	p.31
	肩甲挙筋		第1～第4頸椎横突起	肩甲骨上角の内側縁	p.39
	小胸筋		第2～第5肋骨前面	肩甲骨の烏口突起	p.44
	前鋸筋		第1～第9肋骨側面	肩甲骨肋骨面の内側縁の全長	p.48
2 肩甲上腕関節の筋	三角筋前部線維		鎖骨外側1/3前縁	上腕骨中央外側の三角筋粗面	p.59
	三角筋中部線維		肩峰の外側縁	上腕骨中央外側の三角筋粗面	p.63
	三角筋後部線維		肩甲棘の下縁	上腕骨中央外側の三角筋粗面	p.67
	大胸筋鎖骨部線維		鎖骨内側1/2前面	上腕骨大結節稜	p.72
	大胸筋胸肋部線維		胸骨膜，第2～第6肋軟骨	上腕骨大結節稜	p.77
	大胸筋腹部線維		腹直筋鞘最上部の前葉	上腕骨大結節稜	p.82
	棘上筋		肩甲骨棘上窩	上腕骨大結節の上面（superior facet）	p.86
	棘下筋		肩甲骨棘下窩	上腕骨大結節の中面（middle facet）	p.94
	大円筋		小円筋の下方で肩甲骨下角の後面	上腕骨小結節稜	p.101
	肩甲下筋		肩甲骨肋骨面の肩甲下窩	上腕骨小結節	p.105
	小円筋		肩甲骨後面の外側縁近位2/3	上腕骨大結節の下面（inferior facet）	p.112
	広背筋		1. 下位6個の胸椎棘突起・腰椎棘突起 2. 腸骨稜 3. 正中仙骨稜 4. 下部肋骨 5. 肩甲骨下角	上腕骨小結節稜	p.116
3 肘関節の筋	烏口腕筋		烏口突起	小結節の延長線上の上腕骨中央内側前面 肩甲上腕関節	p.122
	上腕二頭筋	長頭	肩甲骨関節上結節，上方関節唇	橈骨粗面，前腕筋腱膜	p.126
		短頭	肩甲骨烏口突起	橈骨粗面，前腕筋腱膜	p.131
	上腕筋		上腕骨掌側面遠位1/2	尺骨粗面，肘関節前方関節包	p.136
	腕橈骨筋		上腕骨外側上顆上稜の近位2/3	橈骨茎状突起の基部	p.139
	上腕三頭筋	長頭	肩甲骨関節下結節	尺骨肘頭	p.142
		外側頭	上腕骨近位背側面で橈骨神経溝より近位	尺骨の肘頭	p.147
		内側頭	上腕骨近位背側面で橈骨神経溝より遠位	尺骨の肘頭	p.147
	円回内筋		上腕骨内側上顆，尺骨鉤状突起の内側面	橈骨中央外側	p.153
4 手関節および手指の筋	長掌筋		上腕骨内側上顆	手掌腱膜	p.158
	橈側手根屈筋		上腕骨内側上顆	示指・中指の中手骨底の背側	p.162
	尺側手根屈筋	上腕頭	上腕骨内側上顆	豆状骨を介し小指の中手骨底掌側，有鉤骨鉤	p.167
		尺骨頭	肘頭の内側面から尺骨後縁の近位2/3		
	長橈側手根伸筋		上腕骨外側上顆に至るまでの外側顆上稜	示指の中手骨底の背側	p.171
	短橈側手根伸筋		上腕骨外側上顆，外側側副靱帯，橈骨輪状靱帯	中指の中手骨底背側	p.175
	尺側手根伸筋		上腕骨外側上顆，尺骨の後面上部	小指の中手骨底背側	p.179
	総指伸筋		上腕骨外側上顆，外側側副靱帯，橈骨輪状靱帯，前腕筋膜	示指から小指までの基節骨底に停止後，中央束となり中節骨底に停止する。中節骨に停止する前に外側束を伸ばし，終末腱となり末節骨に停止する	p.184
	示指伸筋		尺骨遠位骨幹背側，前腕骨間膜	示指に向かう総指伸筋腱の延長部	p.189
	小指伸筋		上腕骨外側上顆	小指に向かう総指伸筋腱の延長部	p.193
	長母指伸筋		尺骨骨幹背側（示指伸筋と長母指外転筋の間）	母指末節骨底背側	p.196
	短母指伸筋		橈骨骨幹背側遠位1/3，前腕骨間膜	母指基節骨底背側	p.200
	長母指外転筋		尺骨骨幹背側（回外筋稜の遠位で，長母指伸筋の近位），前腕骨間膜，橈骨骨幹背側	母指中手骨底掌側	p.204
	浅指屈筋		上腕骨：内側上顆　尺骨：尺骨粗面 橈骨：近位前面	示指から小指までの中節骨底掌側	p.207
	深指屈筋		尺骨内側面，前腕骨間膜	示指から小指までの末節骨底掌側	p.211
	長母指屈筋		橈骨骨幹部の前面，前腕骨間膜	母指の末節骨底掌側	p.214
	短母指屈筋	浅頭	屈筋支帯	母指の基節骨底，橈側にある種子骨	p.214
		深頭	大菱形骨，小菱形骨，有頭骨		
	短母指外転筋		舟状骨結節，大菱形骨，屈筋支帯の橈骨前面	母指の基節骨底，橈側にある種子骨	p.220
	母指内転筋	斜頭	有頭骨，中指および示指中手骨底掌側	母指の基節骨底，尺側にある種子骨	p.223
		横頭	中指中手骨の骨幹掌側面		
	母指対立筋		大菱形骨，屈筋支帯	母指の中手骨の橈側縁	p.226
	小指外転筋		豆状骨，屈筋支帯	小指の基節骨底尺側	p.229
	短小指屈筋		有鉤骨鉤，屈筋支帯	小指の基節骨底掌側	p.232
	小指対立筋		有鉤骨鉤，屈筋支帯	小指中手骨の尺側縁	p.235
	虫様筋		深指屈筋腱	総指伸筋腱から分かれた側束に合流し末節骨底	p.238
	背側骨間筋		母指から小指の中手骨の相対する面	総指伸筋腱から分かれた側束に合流し末節骨底	p.238
	掌側骨間筋		示指中手骨の尺側，環指・小指中手骨の橈側	総指伸筋腱から分かれた側束に合流し末節骨底	p.238

索 引

あ
安全なセレクティブストレッチングの方法 ……… 13

う
烏口突起 ……………………………… 44, 122, 131
烏口腕筋 ……………………………………… 122
運動学 …………………………………………… 6

え
腋窩神経 ……………………………… 59, 63, 67, 112
円回内筋 ……………………………………… 153

お
横頭 …………………………………………… 223
凹凸の法則 ……………………………………… 11

か
下位6個の胸椎棘突起・腰椎棘突起 ………… 116
回外筋稜の遠位 ……………………………… 204
外後頭隆起 ……………………………………… 18
外側束 ………………………………………… 184
外側側副靱帯 …………………………… 175, 184
可動域改善の効果 ……………………………… 8
下部肋骨 ……………………………………… 116

き
基節骨底(母指) ………………… 217, 220, 223
基節骨底(示指〜小指) ……………………… 184
基節骨底尺側(小指) ………………………… 229
基節骨底掌側(小指) ………………………… 232
基節骨底背側(母指) ………………………… 200
胸筋神経 ………………………………… 44, 72, 82
胸椎棘突起・腰椎棘突起(下位6個) ……… 116
胸背神経 ……………………………………… 116
棘下筋 ………………………………………… 94
棘下筋下方線維 ……………………………… 98
棘下筋上方線維 ……………………………… 95

棘上筋 ………………………………………… 86
棘上筋前方線維 ……………………………… 87
棘上筋後方線維 ……………………………… 91
近位前面 ……………………………………… 207
筋の運動学 ……………………………………… 4
筋の屈曲・伸展 ………………………………… 4
筋の内旋・外旋 ………………………………… 5
筋の内転・外転 ………………………………… 4
筋皮神経 ……………………… 122, 126, 131, 136

く
屈曲・伸展操作によるストレッチング ………… 6
屈筋支帯 ………………… 217, 226, 229, 232, 235
　　──の橈骨前面 ………………………… 220

け
頚神経 …………………………………… 18, 22, 27
肩甲下筋 ……………………………………… 105
肩甲下筋下方線維 …………………………… 110
肩甲下筋上方線維 …………………………… 106
肩甲下神経 …………………………… 101, 105
肩甲挙筋 ……………………………………… 39
肩甲棘下縁 …………………………………… 67
肩甲棘上縁 …………………………………… 22
肩甲骨烏口突起 ………………… 44, 122, 131
肩甲骨棘三角部から下角に及ぶ内側縁 ……… 31
肩甲骨棘三角部の底辺を構成する内側縁 …… 31
肩甲骨下角 …………………………………… 116
肩甲骨下角後面 ……………………………… 101
肩甲骨上角内側縁 …………………………… 39
肩甲骨関節下結節 …………………………… 142
肩甲骨関節上結節 …………………………… 126
肩甲骨棘下窩 ………………………………… 94
肩甲骨棘三角部 ……………………………… 27
肩甲骨棘上窩 ………………………………… 86
肩甲骨後面の外側縁近位2/3 ……………… 112
肩甲骨肋骨面の肩甲下窩 …………………… 105
肩甲骨肋骨面の内側縁の全長 ………………… 48
肩甲上神経 ……………………………… 86, 94
肩甲背神経 …………………………………… 39
肩峰の外側縁 ………………………………… 63

244

こ

項靱帯	18
後頭骨上項線	18
広背筋	116

さ

鎖骨外側1/3後縁	18
鎖骨外側1/3前縁	59
鎖骨内側1/2前面	72
三角筋後部線維	67
三角筋前部線維	59
三角筋粗面	59, 63, 67
三角筋中部線維	63
三平面の統合	7

し

示指伸筋	189, 196
示指に向かう総指伸筋腱の延長部	189
尺側手根屈筋	167
尺側手根伸筋	179
尺側にある種子骨	223
尺骨	207
尺骨遠位骨幹背側	189
尺骨鉤状突起の内側面	153
尺骨骨幹背側	196, 204
尺骨神経	167, 211, 217, 223, 229, 232, 235, 238
尺骨粗面	136, 207
尺骨肘頭	142
尺骨頭	167
尺骨内側面	211
尺骨の後面上部	179
尺骨の肘頭	147
斜頭	223
小結節の延長線上の上腕骨中央内側前面	122
舟状骨結節	220
終末腱	184
種子骨（尺側）	223
種子骨（橈側）	217, 220
手掌腱膜	158
小円筋	112
小円筋の下方で肩甲骨下角の後面	101
小指外転筋	229
小指伸筋	193
小指対立筋	235
小指に向かう総指伸筋腱の延長部	193
掌側骨間筋	238
上方関節唇	126
小菱形筋	31
小菱形骨	217
上腕筋	136
上腕骨	207
上腕骨外側上顆	175, 179, 184, 193
——に至るまでの外側顆上稜	171
上腕骨外側上顆上稜	139
上腕骨近位背側面	147
上腕骨小結節	105
上腕骨小結節稜	101, 116
上腕骨掌側面遠位1/2	136
上腕骨大結節の下面	112
上腕骨大結節の上面	86
上腕骨大結節の中面	94
上腕骨大結節稜	72, 82
上腕骨中央外側の三角筋粗面	59, 63, 67
上腕骨中央内側前面	122
上腕骨内側上顆	153, 158, 162, 167
上腕三頭筋外側頭	147
上腕三頭筋長頭	142
上腕三頭筋内側頭	147, 148
上腕頭	167
上腕二頭筋短頭	131
上腕二頭筋長頭	126
深指屈筋	211
深指屈筋握り	12
深頭	217

す

スタティックストレッチング	2
——とダイナミックストレッチングの長所と短所	2
ストレスの掛かりやすい部位	13
ストレッチングで期待できる効果	8
ストレッチングでの把持の仕方	12
ストレッチングによるⅠb抑制	8
ストレッチングによる可動域改善の効果	8
ストレッチングの運動学	6
ストレッチングの歴史と種類	2
ストレッチングは患部に負担をかける	13

せ

正中神経 ……153, 158, 162, 207, 211, 214, 217, 220, 226, 238
正中仙骨稜……116
セレクティブストレッチングの応用……14
セレクティブストレッチングの基本的な考え方……9
セレクティブストレッチングの手順……10
前鋸筋……48
前鋸筋下角部線維……49
前鋸筋上角部線維……55
前鋸筋中央部線維……52
浅指屈筋……207
浅指屈筋握り……12
浅頭……217
前腕筋膜……184
前腕屈筋腱膜……126, 131
前腕骨間膜……189, 200, 204, 211, 214

そ

総指伸筋……184
総指伸筋腱……238
 示指に向かう──の延長部……189
 小指に向かう──の延長部……193
相反抑制……14
僧帽筋下部線維……27
僧帽筋上部線維……18
僧帽筋中部線維……22

た

第1胸椎棘突起……31
第1〜第6胸椎棘突起……22
第2〜第5胸椎棘突起……31
第7〜第12胸椎棘突起……27
第1〜第4頸椎横突起……39
第7頸椎棘突起……31
第1〜第9肋骨側面……48
第2〜第5肋骨前面……44
大円筋……101
大胸筋胸肋部線維……77
大胸筋鎖骨部線維……72
大胸筋腹部線維……82
ダイナミックストレッチング……2
 スタティックストレッチングと──の長所と短所……2

大菱形筋……31
大菱形骨……217, 220, 226
多関節筋と単関節筋の分け方……9, 10
正しい関節操作……11
短小指屈筋……232
短橈側手根伸筋……175
短母指外転筋……220
短母指屈筋……217
短母指伸筋……200

ち

中手骨骨幹掌側面(中指)……223
中手骨尺側(示指)……238
中手骨尺側縁(小指)……235
中手骨底掌側……167
中手骨底掌側(母指)……204
中手骨底掌側(示指・中指)……162, 223
中手骨底背側(示指)……171
中手骨底背側(中指)……175
中手骨底背側(小指)……179
中手骨橈側(環指・小指)……238
中手骨橈側縁(母指)……226
中手骨の相対する面(母指〜小指)……238
中心束……184
中節骨底……184
中節骨底掌側(示指〜小指)……207
肘頭……147
肘頭の内側面から尺骨後縁の近位2/3……167
虫様筋……238
虫様筋握り……12
長胸神経……48
腸骨稜……116
長掌筋……158
長橈側手根伸筋……171
長母指外転筋……196, 204
長母指屈筋……214
長母指伸筋……196
長母指伸筋の近位……204

と

橈骨……207
橈骨茎状突起の基部……139
橈骨骨幹背側……204
橈骨骨幹背側遠位1/3……200
橈骨骨幹部の前面……214

橈骨神経
　……139, 142, 147, 179, 184, 189, 193, 196, 200, 204
橈骨神経溝……………………………………147, 149
橈骨神経深枝…………………………………171, 175
橈骨粗面………………………………………126, 131
橈骨中央外側………………………………………153
橈骨輪状靱帯…………………………………175, 184
等尺性収縮による可動域改善の効果………………8
等尺性収縮によるⅠｂ抑制…………………………9
豆状骨…………………………………………167, 229
橈側手根屈筋………………………………………162

な

内旋・外旋操作によるストレッチング……………7
内側上顆……………………………………………207
内転・外転操作によるストレッチング……………6

に

握らないことの重要性……………………………12

は

背側骨間筋…………………………………………238
把持の仕方…………………………………………12
バリスティックストレッチング……………………2
反回抑制……………………………………………14

ひ

肘関節前方関節包…………………………………136

ふ

副神経………………………………………18, 22, 27
腹直筋鞘最上部の前葉……………………………82

ほ

母指対立筋…………………………………………226
母指内転筋…………………………………………223

ま

末節骨………………………………………………184
末節骨底……………………………………………238

末節骨底掌側（母指）……………………………214
末節骨底掌側（示指〜小指）……………………211
末節骨底背側（母指）……………………………196

ゆ

有鉤骨鉤………………………………167, 232, 235
有頭骨…………………………………………217, 223

れ

歴史と種類……………………………………………2
レンショウ細胞による反回抑制…………………14

わ

腕橈骨筋……………………………………………139

A

abdominal fiber of pectoralis major muscle…………82
abductor digiti minimi muscle……………………229
abductor pollicis brevis muscle……………………220
abductor pollicis longus muscle……………………204
adductor pollicis muscle……………………………223
adductor pollicis oblique……………………………223
adductor pollicis transverse…………………………223
anterior fiber of deltoid muscle……………………59

B

biceps brachii long head……………………………126
biceps brachii short head……………………………131
brachialis muscle……………………………………136
brachioradialis muscle………………………………139

C

clavicular fiber of pectoralis major muscle…………72
coracobrachialis muscle……………………………122

D

dorsal interosseous muscle…………………………238

E

extensor carpi radialis brevis muscle ···············175
extensor carpi radialis longus ···············171
extensor carpi ulnaris muscle ···············179
extensor digiti minimi muscle ···············193
extensor digitorum muscle ···············184
extensor indicis muscle ···············189
extensor pollicis brevis muscle ···············200
extensor pollicis longus muscle ···············196

F

flexor carpi radialis muscle ···············162
flexor carpi ulnaris muscle ···············167
flexor digiti minimi brevis muscle ···············232
flexor digitorum profundus muscle ···············211
flexor digitorum superficialis muscle ···············207
flexor pollicis brevis muscle ···············217
flexor pollicis longus muscle ···············214

I

inferior facet ···············112
infraspinatus muscle ···············94

L

latissimus dorsi muscle ···············116
levator scapulae muscle ···············39
lower fiber of trapezius muscle ···············27
lumbrical muscle ···············238

M

middle facet ···············94
middle fiber of deltoid muscle ···············63
middle fiber of trapezius muscle ···············22

O

opponens digiti minimi muscle ···············235
opponens pollicis muscle ···············226

P

palmar interosseous muscle ···············238

palmaris longus muscle ···············158
pectoralis minor muscle ···············44
posterior fiber of deltoid muscle ···············67
pronator teres muscle ···············153

R

rhomboid major muscle ···············31
rhomboid minor muscle ···············31

S

serratus anterior muscle ···············48
sternocostal fiber of pectoralis major muscle ···············77
subscapularis muscle ···············105
superior facet ···············86
supraspinatus muscle ···············86

T

teres major muscle ···············101
teres minor muscle ···············112
triceps brachii lateral head ···············147
triceps brachii long head ···············142
triceps brachii medial head ···············147

U

upper fiber of trapezius muscle ···············18

数字・記号

Ⅰb抑制 ···············8, 9

セラピストのための
機能解剖学的ストレッチング 上肢

2016年10月 1 日　第 1 版第 1 刷発行
2024年12月10日　　　　第 9 刷発行

- ■監　修　林　典雄　はやし　のりお
- ■編　著　鵜飼建志　うかい　たけし
- ■発行者　吉田富生
- ■発行所　株式会社メジカルビュー社
  〒162-0845 東京都新宿区市谷本村町2-30
  電話　03(5228)2050(代表)
  ホームページ　https://www.medicalview.co.jp/

  営業部　FAX　03(5228)2059
  　　　　E-mail　eigyo@medicalview.co.jp

  編集部　FAX　03(5228)2062
  　　　　E-mail　ed@medicalview.co.jp

- ■印刷所　シナノ印刷株式会社

ISBN 978-4-7583-1703-0　C3347

©MEDICAL VIEW, 2016.　Printed in Japan

・本書に掲載された著作物の複写・複製・転載・翻訳・データベースへの取り込みおよび送信（送信可能化権を含む）・上映・譲渡に関する許諾権は，(株)メジカルビュー社が保有しています．
・ JCOPY〈出版者著作権管理機構 委託出版物〉
本書の無断複製は著作権法上での例外を除き禁じられています．複製される場合は，そのつど事前に，出版者著作権管理機構（電話 03-5244-5088, FAX 03-5244-5089, e-mail：info@jcopy.or.jp）の許諾を得てください．
・本書をコピー，スキャン，デジタルデータ化するなどの複製を無許諾で行う行為は，著作権法上での限られた例外（「私的使用のための複製」など）を除き禁じられています．大学，病院，企業などにおいて，研究活動，診察を含み業務上使用する目的で上記の行為を行うことは私的使用には該当せず違法です．また私的使用のためであっても，代行業者等の第三者に依頼して上記の行為を行うことは違法となります．

運動療法に活かす単純X線像のロングセラー書籍が，待望の増強改訂！

運動療法に役立つ 単純X線像の読み方 改訂第2版

オールカラー化や解剖図・新規症例の大幅な追加により，さらにパワーアップして登場！

監修 青木 隆明　岐阜大学大学院医学系研究科 医科学専攻 感覚運動医学講座リハビリテーション科 特任准教授
著者 浅野 昭裕　中部学院大学看護リハビリテーション学部 理学療法学科 教授

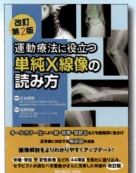

単純X線像における骨の状態を読むだけでなく，「画像に写っていない筋や靱帯などの組織がどのような構造になっていて，どう運動療法に役立てられるか」まで解説するロングセラー書籍が待望の改訂。
改訂にあたっては，紙面をオールカラー化して筋・靱帯・関節包などを組織別に色分けし，また骨と筋・靱帯・関節包の位置関係を示す正常解剖のイラストを追加して単純X線像上の画像解剖がよりわかりやすい紙面構成とした。さらに，国家試験の過去問などの分析に基づいて代表的な疾患・障害や脊椎・脊柱の部位を新項目として追加し，頸椎症性脊髄症やペルテス病，O脚といった変性疾患の症例画像も数多く追加した。

定価 6,820円（本体6,200円＋税10%）
B5判・480頁・オールカラー
イラスト350点，写真800点
ISBN978-4-7583-2082-5

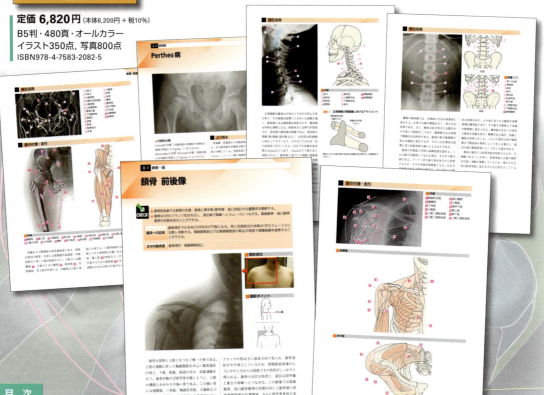

目次

I 総論
- 単純X線像の運動療法への利用
- 骨を読む
- 固定状態を読む
- 軟部組織を読む
- 経過を読む
- 骨の変性疾患を読む

II 各論
1. 鎖骨・肩
2. 上腕・肘
3. 前腕・手
4. 股関節
5. 大腿
6. 膝
7. 下腿
8. 足
9. 脊椎・脊柱

III 絵の描き方

付録
- 単純X線像を読むうえで基本となる数字（角度）

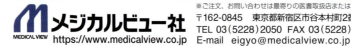

スマートフォンで書籍の内容紹介や目次がご覧いただけます。

運動療法に必要な機能解剖学の知識と治療に必要な技術を症例を通して解説——オールカラー改訂第2版!

改訂第2版 関節機能解剖学に基づく 整形外科運動療法ナビゲーション

編集　整形外科リハビリテーション学会
[編集委員]　林 典雄　運動器機能解剖学研究所 代表
　　　　　　浅野昭裕　中部学院大学 看護リハビリテーション学部 理学療法学科 教授

整形外科疾患に対する運動療法は，各手術に応じて適切に，また疾患の種類・病期に応じた適切な運動療法の選択が，良好な結果を生む。診断名が同じでも，バリエーションが非常に多く，その対応には多くの知識と豊富な経験が必要である。「症例から学ぶ」ことは最も基本的なスタイルであり，症例を通して何を学ぶかが，臨床家としての成長に必要である。本書では，治療に必要な整形外科的知識，関節機能解剖学の臨床への応用，具体的な運動療法の技術と留意点について，症例を通して解説する。

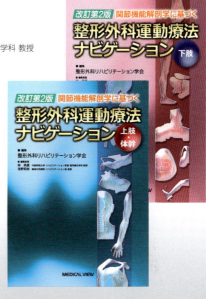

上肢・体幹

主な内容

肩関節　上腕骨幹部骨折に対する運動療法／肩鎖関節脱臼に対する修復術後の運動療法／非定型乳房切除術後の運動療法　ほか

肘関節　肘頭骨折に対する骨接合術後の運動療法／筋皮神経障害に対する運動療法／内側型投球障害肘に対する運動療法　ほか

手関節・手　舟状骨骨折に対する術後運動療法／MP関節伸展拘縮に対する運動療法／PIP関節屈曲拘縮に対する運動療法　ほか

体幹　腰椎変性後彎症に対する運動療法／頸椎神経根症に対する運動療法／外傷性頸部症候群に合併する頭痛に対する運動療法　ほか

定価7,480円（本体6,800円＋税10%）　ISBN 978-4-7583-1478-7 C3347
B5判・416頁・オールカラー

下肢

主な内容

股関節　変形性股関節症に対する寛骨臼回転骨切り術後の運動療法／股関節可動域制限が原因となる術後跛行に対する運動療法／鼠径管で生じた大腿神経障害に対する運動療法　ほか

膝関節　膝蓋上包に起因する膝関節拘縮に対する運動療法／TKA術後に生じた膝窩筋痛に対する運動療法／後十字靱帯付着部裂離骨折に対する運動療法／半月板縫合術後の運動療法　ほか

足関節・足　下腿骨折後の外旋変形により生じた足部内側痛に対する運動療法／足根管症候群に対する運動療法／距骨骨折に対する術後運動療法／前脛骨筋症候群に対する運動療法　ほか

定価7,480円（本体6,800円＋税10%）　ISBN 978-4-7583-1479-4 C3347
B5判・408頁・オールカラー

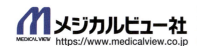
https://www.medicalview.co.jp

※ご注文，お問い合わせは最寄りの医書取扱店または直接弊社営業部まで。
〒162-0845　東京都新宿区市谷本村町2番30号
TEL.03(5228)2050　FAX.03(5228)2059
E-mail（営業部）　eigyo@medicalview.co.jp

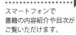
スマートフォンで書籍の内容紹介や目次がご覧いただけます。

改訂第2版 運動療法のための機能解剖学的触診技術 動画プラス

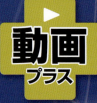
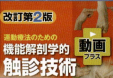
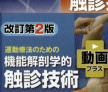
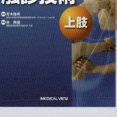

監修 青木 隆明　岐阜大学大学院医学系研究科医科学専攻
感覚運動医学講座リハビリテーション科

執筆 林 典雄　運動器機能解剖学研究所 代表

運動器リハビリテーションの必携定番書に，動画220分超を追加！
スマホをかざして手技がわかる・できる！

頼れるロングセラーが動画を加えてさらにパワーアップ！

書籍の内容はそのままに，アプリ版『動画でマスター！　機能解剖学的触診技術』収載の動画を追加。
『上肢』編 105本/100分，『下肢・体幹』編 127本/122分

紙面のQRコードから関連する動画を ストリーミング配信 で視聴可能。
複数カメラで撮影した エキスパートの手技 によって写真だけではイメージが難しい 立体的な動き が
よくわかり，ちょっとした移動時間にも観られるので知識・技術の学習に役立つ内容となりました。

上肢 発売中

目次

I 触診の基本
基本的立位肢位と解剖学的立位肢位／運動の面・軸・方向／姿勢の表し方／触診を行う際の指のあて方

II 上肢の骨
肩甲骨 scapula／鎖骨 clavicle／上腕骨 humerus／橈骨 radius／尺骨 ulnar／手根骨と指骨 carpal bone & phalnageal bone

III 上肢の靱帯
肩関節複合体に関連する靱帯／肘関節複合体に関連する靱帯

IV 上肢の筋
肩甲上腕関節に関わる筋／肩甲胸郭関節に関わる筋／肘関節に関わる筋／手関節および手指に関わる筋

定価 6,600円（本体6,000円+税10％）　B5判・384頁・オールカラー・イラスト450点，写真660点　ISBN978-4-7583-2093-1

下肢・体幹 発売中

目次

I 下肢の骨
骨盤 pelvis／大腿骨 femur／膝関節周辺 around the knee joint／足関節および足部周辺 around the ankle joint & foot

II 下肢の靱帯
スカルパ三角に関連する靱帯／膝関節に関連する靱帯／足関節に関連する靱帯

III 下肢の筋
股関節に関わる筋／膝関節に関わる筋／足関節および足部に関わる筋

IV 体幹－胸郭・脊柱関連組織
胸郭に関連する緒組織／脊柱に関連する緒組織

定価 6,600円（本体6,000円+税10％）　B5判・356頁・オールカラー・イラスト360点，写真640点　ISBN978-4-7583-2094-8

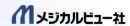